VALDELENE NUNES DE ANDRADE PEREIRA

DEPRESSÃO VIRE ESTA PÁGINA

CONHEÇA, PREVINA, TRATE-SE

EDITORA SANTUÁRIO

DIREÇÃO EDITORIAL: Pe. Fábio Evaristo R. Silva, C.Ss.R.

CONSELHO EDITORIAL: Cláudio Anselmo Santos Silva, C.Ss.R.
Ferdinando Mancilio, C.Ss.R.
Gilberto Paiva, C.Ss.R.
José Uilson Inácio S. Júnior, C.Ss.R.
Marcelo da Rosa Magalhães, C.Ss.R.
Victor Hugo Lapenta, C.Ss.R.

COORDENAÇÃO EDITORIAL: Ana Lúcia de Castro Leite

COPIDESQUE: Luana Galvão

REVISÃO: Sofia Machado

DIAGRAMAÇÃO: Bruno Olivoto

Dados Internacionais de Catalogação na Publicação (CIP) de acordo com ISBD

P436d Pereira, Valdelene Nunes de Andrade

Depressão vire esta página: conheça, previna, trate-se / Valdelene Nunes de Andrade Pereira. - Aparecida, SP : Editora Santuário, 2020.

96 p. ; 12,5cm x 18cm.

Inclui bibliografia.
ISBN: 978-65-5527-013-6

1. Depressão. 2. Prevenção. 3. Tratamento. I. Título.

2020-1132 CDD 616.8527
CDU 616.89

Elaborado por Vagner Rodolfo da Silva - CRB-8/9410

Índice para catálogo sistemático:

1. Depressão 616.8527
2. Depressão 616.89

1ª impressão

Rua Pe. Claro Monteiro, 342 – 12570-000 – Aparecida-SP
Tel.: 12 3104-2000 – Televendas: 0800 - 16 00 04
www.editorasantuario.com.br
vendas@editorasantuario.com.br

Dedicatória

Dedico esta obra a todos aqueles que passaram ou estão passando por uma perda importante em sua vida e a minha saudosa mãe Maria Leni, que partiu desta vida em 12 de janeiro de 2016, aos 76 anos.

Minha mãe soube como ninguém o que é passar por perdas. Viveu a vida quase toda separada dos irmãos, que, muito jovens, foram trabalhar em outros estados. Passou pela dor da perda dos pais, já em idade madura. Sofreu com uma separação traumática e, por fim, foi obrigada a se despedir, aos poucos, de tudo aquilo a que estava acostumada. Teve de abandonar sua casa e a cidade onde morava, para realizar tratamentos de saúde. Deparou-se com as progressivas limitações do envelhecimento e foi perdendo sua autonomia para locomover-se, sair sozinha, cozinhar. Mas tudo suportou e pareceu adaptar-se bem a todos esses acontecimentos.

Em seus últimos seis meses de vida, quando lutava mais uma vez contra o câncer de mama, que comprometera sua coluna e seus pulmões, ensinou-me que estamos sujeitos a tudo, mas que podemos suportar tudo se não perdermos a fé em Deus. Minha mãe é para mim um exemplo de fortaleza, pois aguentou suas dores e seus sofrimentos e, inclusive, seu medo da morte, apoiando-se em sua confiança em Deus. É comum que pessoas, cujos filhos saíram de casa, separadas, sozinhas, doentes, entrem em depressão. Na verdade, qualquer uma dessas condições, isoladamente, já é suficiente para levar muitas pessoas à depressão e até ao suicídio, no caso das mais sensíveis.

Mas sua fé em Deus era inabalável e foi esse seu sustentáculo por toda a vida. Ela, em muitos desses momentos, entristeceu-se, mas não entrou em depressão. Seu último réveillon foi comemorado com uma taça de champanhe, no mesmo dia em que teve alta do hospital, em uma de suas internações. Sim, posso dizer que ela saboreou seus últimos instantes de consciência, da melhor maneira que pôde, apesar de estar presa a uma cadeira de rodas.

Então, registro aqui minha homenagem a ela. Sua postura diante das dificuldades é um exemplo. E como este livro fala de depressão, acho importante iniciá-lo dedicando a alguém que ultrapassou os limites do sofrimento humano em todos os níveis, conservando, ao final, a fé, a esperança e o equilíbrio.

Sumário

Apresentação

Comecemos com a expressão popular e sábia que diz: "A prevenção é o melhor remédio". A relevante obra *Depressão, vire esta página: conheça, previna, trate-se* propõe a todos os leitores que desejam conhecer a temática tendo em mãos uma obra preciosa, auxiliando no cuidar de si e do outro. O livro é uma ferramenta para prevenção e promoção da saúde, apontando o caminho para a prevenção e o tratamento adequado, melhorando a qualidade de vida, que todos almejam.

Quando se fala em qualidade de vida como desejo, busca de todos, escuta-se diariamente nas rodas de conversas informais, na fila de um banco, na espera para o atendimento médico ou em qualquer lugar em que estejamos: "Tenho de trabalhar muito; quero ter uma melhor qualidade de vida, colocar meus filhos em uma escola com um bom ensino, ter um plano de saúde, passear, comprar um carro, comprar meu apartamento", enfim, viver bem. Diante da correria do dia a dia pela sobrevivência e exigências sociais, principalmente nas grandes cidades, o ser humano distancia-se cada vez mais dos bons momentos de convivência com a família e outras pessoas próximas, isola-se da vida social e, consequentemente, surge a solidão como uma porta aberta à depressão.

Tenho atendido pessoas, principalmente jovens e idosos, que se queixam da solidão, ausência dos amigos e da própria família como núcleo fundamental. Por esse motivo é que as pessoas próximas devem estar atentas às queixas e aos sinais expressos por elas. Lembro-me de uma senhora idosa que estava tendo alucinações, cuja primeira justificativa, ao receber a proposta de ir ao psicólogo e ao psiquiatra para cuidar de sua saúde mental, foi: "quem primeiro deve cuidar de mim é minha família". Este é o primeiro núcleo social e, como disse o Santo João Paulo II: é a Igreja doméstica.

Chama-me muito atenção na Drª Valdelene Pereira seu grande empenho em escrever sobre temas como esse. Sabemos que a pessoa acometida por um transtorno mental tem toda a sua dinâmica familiar afetada, alterada; por isso, recomendo que esta presente obra se torne uma ferramenta valiosa no apoio a toda família, na compreensão, aceitação e acolhimento da pessoa com transtorno depressivo.

A saúde mental é negligenciada e sempre um assunto muito complexo, porque lida com a subjetividade, isto é, cada pessoa tem sua marca própria com suas características comportamentais, como: caráter, temperamento, traços hereditários ou genéticos. Cada um constrói seu mundo interior a partir de suas vivências, contexto familiar, social, crenças e experiências positivas e negativas. O psicólogo Carl Rogers, em seu livro "Um jeito de ser", leva-nos à compreensão da complexidade e beleza que é o ser humano. Por isso a importância do suporte familiar, de uma equipe multiprofissional, como também a dimensão da espiritualidade definida pela Organização Mundial da Saúde (OMS) como qualidade de vida. O homem é um ser biopsicossocial e espiritual. A espiritualidade é um fator relevante de proteção para os transtornos mentais, por proporcionar bem-estar, resiliência, esperança e sentido de vida. E, para lidar com aqueles que portam algum problema de saúde mental, é preciso paciência, principalmente da família. A Drª Valdelene confirma: "A pessoa com tendência à depressão costuma ter expectativas muito exageradas acerca da atenção que os outros devem lhe dar, decepcionando-se com frequência a esse respeito. Espera um reconhecimento que nunca chega; portanto vive insatisfeita".

Há inúmeras obras sobre depressão, mas esta, com que a autora nos presenteia, por ter uma linguagem técnica e, ao mesmo tempo, ser de fácil compreensão e entendimento, por expor o tema de maneira clara e didática, desperta-nos o prazer pela leitura, a curiosidade e a sede do saber. Ela ajudará muito, servindo de suporte, e ampliará os conhecimentos de todos que a lerem. Uma excelente e prazerosa leitura!!!

Paulo Cordeiro Fontes
Presbítero da Arquidiocese da Paraíba
Bacharel em Psicologia – Centro Universitário de João Pessoa – UNIPÊ
Especialista em Psicologia Humanista e Abordagem Centrada na Pessoa (ACP) – UNIPÊ
Mestre em Gerontologia CCS/UFPB

De onde veio a inspiração para esta obra?

Sempre gostei dos temas ligados à Psicologia. Em minha prática médica, tenho atendido muitas pessoas que são atormentadas com transtornos mentais: depressão, síndrome do pânico, ansiedade generalizada, esquizofrenia, dentre outros. Como médica do Programa Saúde da Família, deparo-me com esses doentes todos os dias.

Em 2011, iniciei meu mestrado em Ciências das Religiões, passando a pesquisar sobre os efeitos da espiritualidade e da religiosidade sobre a saúde das pessoas. Pude constatar que muitos estudos nessa área comprovavam os benefícios da espiritualidade/religiosidade no tratamento e na prevenção de transtornos mentais, inclusive depressão.

Dei sequência a uma série de publicações pela Editora Santuário ("Medicina e Espiritualidade"; "Saúde e Oração"; "A busca da felicidade pela fé"). Esta trouxe um recorte dos benefícios da fé para a saúde mental, por meio de relatos de terceiros, pesquisas bibliográficas e de minha própria história de superação da doença.

Como faço sempre, após a publicação de um livro, dou início a um ciclo de palestras para divulgação. Deparei-me com muitas pessoas, seja nas redes sociais, seja pessoalmente, interessadas nesse tema. Resolvi então escrever algo mais aprofundado sobre o assunto. Apesar de não ser psiquiatra, busco, em meus estudos (no momento estou cursando psicanálise, como especialização) e em minha prática clínica diária, os elementos para auxiliar quem precisa de uma orientação sobre isso.

A obra reúne livros muito bons que, com certeza, poderão servir de base para esclarecer dúvidas sobre a doença, ampliando conhecimentos preliminares já adquiridos pelo leitor ou ainda dar as primeiras informações para aqueles que se acham totalmente leigos no assunto. Procurei usar uma linguagem de fácil entendimento, evitando o máximo possível os termos técnicos, difíceis de compreender.

Parabéns pela iniciativa de conhecer a depressão para melhor combatê-la.

Boa leitura!

Introdução

A depressão, apelidada de mal do século, vem assolando a humanidade desde tempos muito remotos. No século V a.C., já era conhecida tal como se manifesta hoje, com um verdadeiro arsenal de sintomas. Hipócrates atribuía sua causa à intoxicação do cérebro pelo chamado humor negro[1], um dos quatro humores do corpo, que, por sua vez, seria proveniente da bile negra.

Como uma espécie de ferrugem[2], a depressão corrói a alma, deteriorando até mesmo a personalidade de pessoas bem-sucedidas, famosas, aparentemente fortes. Mas essa doença, que se instala lentamente, causando danos severos à saúde das pessoas, corrói também a paz de espírito familiar, na medida em que vai afetando os que convivem com o indivíduo depressivo.

A pessoa com tendência à depressão costuma ter expectativas muito exageradas acerca da atenção que os outros devem lhe dar, decepcionando-se com frequência a esse respeito. Espera um reconhecimento que nunca chega; portanto vive insatisfeita.

Alguns a chamam de "uma ferida na alma"[3]. Eu a defino da seguinte maneira[4]: "uma doença que suga nossas forças, abate o espírito e o corpo, deixando-nos sensíveis demais ao sofrimento, ao ponto de nos tornar insensíveis a tudo a nosso redor, de nos retirar o sabor, cheiro e a beleza da vida. Ela vai chegando, aos poucos, de forma silenciosa, enquanto lutamos para não ceder a ela; até que nos derruba, deixa-nos fatigados, sem força, sem vontade alguma. É tão maléfica, que mina até mesmo nossa fé em Deus, em nós mesmos e no próximo, pois tudo o que vemos em nossa frente é a desesperança".

A psicanálise enfatiza quão importantes são as vivências da primeira infância para o ser humano, pois elas determinam uma maior suscetibilidade para depressão.

A neurociência acredita que um trauma precoce pode sensibilizar receptores cerebrais correlacionados ao desenvolvimento da doença.

Com a epilepsia, sabe-se que, à medida que o epiléptico tem convulsões, vai se tornando cada vez mais fácil haver uma nova crise. Com a depressão, acredita-se que ocorre o mesmo: traumas precoces colocam o cérebro em um estado deprimido, apenas por se deparar com imagens ou ideias relacionadas ao tema de uma perda do passado. A psicanálise afirma que uma perda simbólica, ou imaginária, ou a perda real causam estresse no indivíduo, desencadeando a depressão.

Este livro é principalmente para aqueles que lidam com o problema na família, com os amigos ou para aqueles que querem conhecer melhor sobre o assunto. Por meio do conhecimento, podemos prevenir o adoecimento primário e a recidiva da doença, evitando um agravamento posterior.

As informações contidas nesta obra não dispensam o tratamento médico ou psicoterápico. Recomendo, portanto, para o leitor que identifique em si mesmo, em um familiar ou amigo essa síndrome e procure, urgentemente, ajuda psiquiátrica e psicológica, tendo em vista sua complexidade e a necessidade de um tratamento multidisciplinar para ela.

NOTAS

[1] Gonçales, C. A. V.; MACHAD, A. L. Depressão, o mal do século: de que século? *Revista de Enfermagem*, UERJ, Rio de Janeiro, 2007.

[2] Solomon, A. *O demônio do meio-dia:* uma anatomia da depressão. Tradução de Myriam Campello. Rio de Janeiro: Objetiva, 2010, p. 816.

[3] Manzotti, R. *Feridas da alma:* a luz e a sabedoria de Deus para a superação de nossas dores e limites. Rio de Janeiro: Petra, 2015, p. 234.

[4] Pereira, V. N. de A. *A busca da felicidade pela fé*. Aparecida: Santuário, 2019.

1

Conhecendo a doença

Introdução

Este capítulo traz, em sua estrutura, as características principais da síndrome depressiva, seus sintomas e subtipos[1], auxiliando o diagnóstico precoce dessa patologia.

1.1. Sinais e sintomas da síndrome depressiva

Do ponto de vista psicopatológico, as síndromes depressivas têm como elementos mais salientes o humor triste e o desânimo[1]. Mas também elas caracterizam-se por uma multiplicidade de sintomas afetivos, instintivos e neurovegetativos, ideativos e cognitivos, relativos à autovalorização, à vontade e à psicomotricidade.

A depressão é uma doença grave, que acomete diversas faixas etárias, inclusive crianças na primeira infância, e é encontrada nas sociedades ocidental e oriental, cujos números ascendentes de pessoas acometidas estão atingindo níveis epidêmicos pelo mundo. É causada por inúmeros fatores, tais como: genéticos, orgânicos, ambientais[2].

Manifesta-se com sintomas que causam disfunções de humor, disfunções cognitivas, físicas e comportamentais, podendo adquirir caráter incapacitante, afastando o indivíduo de suas atividades profissionais e acadêmicas; em último grau, leva o indivíduo ao suicídio[2].

É vista pela sociedade como uma fraqueza de caráter, sendo revestida de estigma; por isso, muitas vezes, é negada pelo indivíduo doente ou por seus familiares[2]. Essa patologia vem a cada dia acometendo um número cada vez maior de pessoas, já tendo atingido o segundo lugar entre as principais causas de falta ao trabalho no mundo. Estima-se que 20% da população apresentará um quadro depressivo, ao menos uma vez em sua vida.

Seus sintomas e sinais podem ser agrupados de acordo com a área psicopatológica a que pertencem[1]:

A. Sintomas afetivos:

- Tristeza, melancolia;
- Desespero, desesperança;
- Choro fácil ou labilidade emocional;
- Sentimento de falta de sentimento;
- Apatia (indiferença afetiva);
- Sensação constante de tédio ou aborrecimento;
- Irritabilidade exagerada a ruídos,pessoas e vozes;
- Angústia ou ansiedade.

B. Sintomas relacionados à autovalorização:

- Baixa autoestima;
- Sentimento de incapacidade em realizar tarefas;
- Vergonha e autodepreciação.

C. Sintomas relacionados à vontade e à psicomotricidade:

- Lentificação psicomotora, podendo até chegar ao estado de estupor, caracterizado por imobilidade do rosto, olhar sem vida e sem expressão, silêncio obstinado e recusa de alimentos;
- Diminuição da fala, redução da voz, fala muito lenta, podendo chegar ao completo mutismo;
- Negativismo (recusa à alimentação, à interação pessoal);
- Aumento no intervalo entre as perguntas e as respostas;
- Tendência a permanecer na cama.

D. Sintomas neurovegetativos:

- Anedonia (incapacidade de sentir prazer em várias esferas da vida);
- Fadiga, cansaço fácil e constante, sensação de peso no corpo;
- Desânimo, diminuição da vontade;
- Hipobulia (falta de "pique para realizar as coisas");
- Alteração do sono (insônia ou sonolência excessiva);
- Perda ou aumento do apetite;
- Constipação, palidez, pele fria;
- Diminuição da libido (do desejo sexual);
- Diminuição da resposta sexual (disfunção erétil, orgasmo retardado ou anorgasmia).

E. Alterações ideativas:

- Pessimismo em relação a tudo;
- Ideias de arrependimento e de culpa;
- Ruminações de mágoas antigas;
- Visão de mundo marcada pelo tédio: "A vida é vazia, sem sentido";
- Ideias de morte, desejo de desaparecer;
- Desejo de dormir para sempre;
- Ideação, planos ou atos suicidas.

F. Alterações das funções cognitivas:

- Déficit de atenção e concentração;
- Déficit secundário de memória;
- Dificuldade em tomar decisões;
- Pseudodemência depressiva.

G. Sintomas psicóticos (casos graves):

- Ideias delirantes de conteúdo negativo:
- Delírio de ruína ou miséria;
- Delírio de culpa;
- Delírio hipocondríaco e/ou de negação dos órgãos;
- Delírio de inexistência (de si e/ou do mundo);
- Alucinações, geralmente auditivas, com conteúdo depressivo;
- Ilusões auditivas ou visuais;
- Ideação paranoide e outros sintomas psicóticos.

1.2. Os subtipos de síndromes e transtornos depressivos mais conhecidos na prática clínica são:

1.2.1. Episódio ou fase depressiva[1]

No episódio depressivo, os sintomas, como, por exemplo, **o humor deprimido, a anedonia, a fatigabilidade**, a diminuição da concentração e da autoestima, a culpabilidade e o sentimento de inutilidade, bem como os distúrbios do sono e do apetite, devem estar presentes por um período de **duas semanas a dois anos de forma ininterrupta**. Tais episódios duram geralmente entre 3 e 12 meses.

1.2.2. Transtorno depressivo recorrente[1]

Quando o paciente apresenta, ao longo de sua vida, **mais de um episódio depressivo, sem episódios maníacos** ou hipomaníacos intercalados, faz-se então diagnóstico de transtorno depressivo recorrente.

1.2.3. Distimia

Trata-se de uma depressão crônica, geralmente **de intensidade leve**, no entanto, muito duradoura. Começa no início da vida adulta, persistindo por muitos anos. Os sintomas depressivos mais comuns são diminuição da autoestima, fadiga crônica, dificuldade em tomar decisões ou se concentrar, **mau humor crônico**, irritabilidade e sentimento de desesperança. Os sintomas devem estar presentes de forma ininterrupta por **no mínimo dois anos**[1].

O indivíduo consegue levar sua vida normalmente, estudando, trabalhando, relacionando-se com outras pessoas, acostumando-se à própria forma de viver. As pessoas que o cercam também passam a achar normal seu jeito peculiar de ser: tudo é sempre difícil e cansativo, há mau humor crônico, "leva a vida" como pode. Ele consegue levar a vida de forma equilibrada, aproveitar os bons momentos que aparecem, apesar da doença; por isso raramente procura tratamento[3].

1.2.4. Depressão atípica

É um subtipo de depressão que pode ocorrer em episódios depressivos de intensidade leve a grave, em transtorno unipolar ou bipolar. Além dos sintomas depressivos gerais, ocorrem: **aumento do apetite** (principalmente para doces, chocolate) e/ou ganho de peso; Hipersomnia (>10h/dia ou duas horas a mais que quando não deprimido); sensação do corpo muito pesado; sensibilidade exacerbada a "indicativos" de rejeição; reatividade do humor aumentada (**melhora rapidamente com eventos positivos e piora rapidamente com eventos negativos**); fobias[1]. Ou seja, é aquela pessoa que apresenta os sintomas de depressão, mas que tem uma melhora repentina quando as coisas vão muito bem, quando tem êxito em um projeto, quando recebe uma boa notícia.

Por outro lado, quando algo ruim acontece, como perder o emprego, receber uma má notícia em seu dia, desenvolve todos os sintomas depressivos de forma repentina.

1.2.5. Depressão tipo melancólica ou endógena

Trata-se de um subtipo de depressão, em que predominam os sintomas classicamente endógenos. Sinais e sintomas como **lentificação** psicomotora, **anedonia** (incapacidade de sentir prazer em várias esferas da vida), **alterações do sono**, como a insônia terminal (acorda de madrugada e não consegue mais dormir), **e do apetite**, piora dos sintomas pela manhã. Esse tipo de depressão é de natureza mais neurobiológica, independente de fatores psicológicos[1].

1.2.6. Depressão psicótica: agitada ou ansiosa

Esse tipo de depressão cursa com forte componente de **ansiedade** e inquietação psicomotora. O paciente **não para quieto**, permanece **insone** e **irritado**, queixando-se de **angústia**; desespera-se e apresenta sério risco de cometer **suicídio**. Pacientes assim são capazes de ficar subindo e descendo escadas sem parar, em um verdadeiro frenesi. Quando diagnosticados tardiamente, podem ser altamente resistentes aos antidepressivos, e o desfecho ser negativo[1].

1.2.7. Depressão secundária ou orgânica

É uma síndrome depressiva causada ou fortemente associada a uma doença, como, por exemplo, o Hipotireoidismo ou o Hipertireoidismo, Lúpus Eritematoso Sistêmico, doença de Parkinson e acidentes vasculares cerebrais (AVCs). Casos de AVCs que acometem o hemisfério cerebral esquerdo e são próximos do lobo frontal desencadeiam mais frequentemente depressões secundárias[1].

1.3 Transtorno depressivo na infância

Na criança, ocorre um prejuízo funcional associado ao transtorno depressivo na infância, estendendo-se a quase todas as áreas de seu mundo psicossocial. Há um comprometimento no desempenho e comportamento escolar, relacionamento com pais e com a família.

Apenas crianças muito inteligentes e academicamente orientadas, com depressão, no máximo, moderada, podem compensar por suas **dificuldades de aprendizagem** aumentando de modo substancial seu tempo e esforço. Do contrário, o desempenho escolar é afetado de forma invariável por uma combinação de **dificuldade de concentração, pensamento lento, falta de interesse e de motivação**, fadiga, sonolência, ruminações depressivas e preocupações.

Crises depressivas podem ser diagnosticadas como transtorno da aprendizagem. Por sua vez, problemas de aprendizagem, secundários à depressão, poderão ser corrigidos após a recuperação do episódio depressivo.

Crianças e adolescentes com formas graves de transtorno depressivo podem ter alucinações e/ou ilusões. Em geral, esses sintomas psicóticos ocorrem de modo habitual no pior momento e consistem em uma única voz falando com a pessoa de fora de sua cabeça, com conteúdo pejorativo ou suicida. Ilusões depressivas concentram-se em temas de culpa, doença física, morte, punição merecida, inadequação pessoal e perseguição.

O **luto** é um estado de tristeza relacionado à morte de um ente querido, que se apresenta com uma sobreposição de sintomas característicos de um episódio depressivo maior. Sintomas depressivos típicos, associados ao luto, incluem sentimento de tristeza, insônia, apetite reduzido e, em alguns casos, perda de peso. No entanto, no luto não patológico **não ocorre sentimentos de baixa valia** por parte do enlutado.

Crianças de luto podem ficar retraídas, parecer tristes, sendo difícil convidá-las até para suas atividades favoritas, e perceber, transitoriamente, a voz da pessoa morta. A duração do luto varia: em crianças, pode depender em parte do sistema de apoio no local. Por exemplo, uma criança que precise ser removida de seu ambiente, devido à morte do único genitor, pode se sentir devastada e abandonada por um longo período. Crianças que perdem entes queridos podem ter um sentimento de culpa, como se a morte tivesse ocorrido porque elas foram “más” ou porque não se comportaram como esperado.

Fatores de risco adicionais de suicídio para crianças e adolescentes incluem história familiar de comportamento suicida, exposição à violência familiar, impulsividade, abuso de substância e disponibilidade de métodos letais.

Concluindo o capítulo

“O homem moderno, inevitavelmente, sofre e quase sempre não procura, de forma decidida e consciente, tirar o sentido de suas oscilações existenciais e dos males que se impõem a sua frente."[4] Tal afirmação do padre Marcelo Monte representa bem o estado de espírito que o indivíduo com depressão infringe a si mesmo, deixando-se dominar por completo pela "falta de vontade". Isso não significa que ele adoece porque quer, e sim que ele pode e deve se esforçar para sair da inércia que se instala sobre sua existência, tornando-o refém de seu sofrer.

NOTAS

[1] DALGALARRONDO, P. *Psicopatologia e semiologia dos transtornos mentais*. 2. ed. Porto alegre: Artmed, 2008, p. 438.

[2] PEREIRA, V. N. de A. *A busca da felicidade pela fé*. Aparecida: Santuário, 2019.

[3] ARAÚJO, A. de. *O segredo para vencer a depressão:* assuma o controle de sua vida e realize-se. 2.ed. São Paulo: Universo dos livros, 2010, p. 96.

[4] PEREIRA, V. N. de A. *Medicina e Espiritualidade*. Aparecida: Santuário, 2015.

2

Aspectos emocionais da depressão

Introdução

A **depressão provoca uma alteração no "eu"** da pessoa, na medida em que vai instalando um negativismo em sua "maneira de ser no mundo". É a doença emocional que mais provoca sofrimento, minando forças, instaurando um grande vazio, uma ferida que lembra a morte. O quadro de ansiedade está, muitas vezes, associado aos demais sintomas, e, quando alguém desestabiliza o funcionamento psíquico do deprimido, ele costuma reagir com muita irritação[1]. Como a percepção da realidade está quase sempre distorcida, interpreta o comportamento dos outros como agressivo e ameaçador. Então reage, defendendo-se. Outras vezes assume a posição de vítima e julga os outros como inadequados, comprometendo seu relacionamento com os que o cercam[2].

Assim sendo, este capítulo fala dos aspectos psíquicos e emocionais que compõem o quadro depressivo como um todo, contribuindo para a compreensão da doença.

2.1. O sofrimento emocional da depressão

O sofrimento emocional provoca também **alterações físicas**. No início são dores de cabeça, indigestão. Com o passar do tempo, podem aparecer complicações cardiovasculares e até o câncer. Tudo isso começa com o abalo da autoconfiança. O indivíduo se sente inseguro, ansioso, estranho. Aos poucos, vai se afastando das pessoas e se isolando.

Para não entrar em contato com tal sofrimento, muitos apelam para o álcool, para as drogas ou para os medicamentos. Passam a viver sedados, não sentindo mais nada; uma realidade cada vez mais presente na sociedade contemporânea[1].

Tenho atendido muitas pessoas que usam, indiscriminadamente, antidepressivos e ansiolíticos. Repetem as prescrições médicas durante anos sem passarem por uma nova avaliação psiquiátrica; não fazem nenhum tipo de terapia, nem atividade física. Quando lhes pergunto sobre sua vida, alguns se emocionam e até choram, deixando escapar um pouco do sofrimento que lhes sufoca a alma. Outros são mais contidos, apenas dizem que todo mundo tem problema; por isso precisam tomar os remédios. Do contrário, não dormem, não trabalham, gritam com todo mundo. Sem remédios, não funcionam.

Algumas vezes tenho de prescrever alguns remédios, mesmo sem ser psiquiatra, por ser essa a única alternativa possível para tais pessoas. A realidade delas é dura demais para ser encarada sem medicamentos; precisam dessa sedação para conseguirem sobreviver no ambiente hostil em que vivem. São pacientes que sofreram traumas no passado e têm dificuldades de lidar com essa sombra na atualidade. São mulheres com problemas no casamento, problemas de relacionamento com o pai ou com a mãe; sentem-se muitas vezes abandonadas, mesmo sem estarem sozinhas. Há também os carentes de tudo: de comida, vestimenta, moradia em condições dignas, de uma palavra, de uma escuta.

Percebe-se o **estado de "anestesia"** no qual se encontram tais pacientes, pelo olhar vago, andar lento, postura de passividade assumida por eles, que chegam, em alguns casos, a assemelhar-se a verdadeiros zumbis. Tomam tantos remédios que parecem não sentir mais nada. E essa é a intenção, pois não conseguem lidar com suas questões pessoais, familiares, conjugais e profissionais.

2.2. Como se sente a pessoa com depressão

As pessoas, muitas vezes, **sentem-se esgotadas** com a cobrança da sociedade para que sejam belas, inteligentes, bem-sucedidas. Elas se sentem oprimidas por não conseguirem manter o controle de tudo em sua vida[3]. **Sentem o corpo pesado**, como se estivessem carregando chumbo. Têm a convicção de que são culpadas de tudo o que não vai bem em sua vida e na dos que as cercam. Apontam-se como perdedoras, fracassadas e **se culpam** por não terem fé suficiente para mudar a situação. Nada parece aliviar o peso que lhes vai na alma: nem a Bíblia, nem a Eucaristia. Ficam **inquietas**, não sossegam; estão distantes de si mesmas[4].

Essas pessoas, frequentemente, sentem uma raiva contida de algo ou de alguém, a qual permanece sufocada em seu íntimo. Em alguns momentos, porém, experimentam verdadeiras explosões contra aqueles que as cercam. Esse ódio contido, na maioria das vezes, volta-se contra o próprio deprimido, sob a forma de pessimismo, isolamento e, em último grau, como tentativa de **tirar a própria vida**. Sente-se **exaurido**, **fracassado** e envergonhado por estar doente. **Não tem a menor vontade de sair da cama** e, se está no trabalho, rende pouco, pois a concentração e memória estão comprometidas[3].

2.3. Entendendo o processo de luto

É muito comum desencadear um quadro depressivo quando ocorre a perda de um ente querido. Apesar de saber que a morte é inevitável, nunca estamos realmente preparados para ela. Toda perda dessa natureza gera uma profunda tristeza que poderá, eventualmente, ser confundida com depressão. Por esse motivo resolvi descrever um pouco o processo natural do luto para que seja mais bem compreendido.

O luto normal pode demorar até pouco mais de um ano e não requer tratamento medicamentoso. Em seu decorrer, é comum a tristeza profunda; nesse período, o indivíduo passará dias chorando pela pessoa que morreu. Entretanto essa tristeza vai se diluindo, no decorrer do tempo, e volta em datas comemorativas ou quando se recorda do falecido por um motivo específico: um perfume, uma comida preferida, um passeio realizado no passado com ele.

No início, é comum a incredulidade; algumas pessoas continuam fingindo que aquele fato tão doloroso não aconteceu. As crianças podem manter essa fantasia por certo tempo. Depois vem a raiva do morto, por ter partido, mas que é dirigida a todos que o cercam e, inclusive, a Deus. A pessoa que sofre o processo de luto descarrega essa raiva nas outras pessoas, ao mesmo tempo em que passa a idealizar o morto. Ela sente culpa, sem razão. E, como se sabe, a culpa excessiva é um excelente terreno para cultivar a depressão. É bom livrar-se dela.

Ele deixa de ter defeitos; isso é para aliviar a culpa de sentir raiva dele. Na verdade, as atitudes de raiva, culpa e idealização são tentativas de reparação, mecanismos do subconsciente, que parece dizer o que já se sabe e se recusa a aceitar: a pessoa está morta. Por fim, o enlutado começa a desenvolver uma forma de internalização, isto é, a identificar-se com o morto. Por meio dessa identificação, cujos aspectos quase sempre são abstratos, desenvolve-se, enriquece-se o eu nascente e podem-se abrigar aspectos daqueles que morreram[5]. Por exemplo: a pessoa passa a comer doces, abusar das sobremesas, após a morte do parente que adorava guloseimas desse tipo; ou ela passa a se vestir com as cores ou estampas preferidas por aquele que morreu; ou ainda começa a frequentar mais a igreja e a fazer todas as rezas que o ente querido praticava diariamente. A repetição dos hábitos e gostos do familiar que se foi ajuda a perpetuar sua presença no meio dos vivos e parece lhe dar certo conforto. De certa forma, é como se eles não morressem, uma vez que as pessoas que os amam mantêm suas tradições e práticas de vida anteriores.

O processo de elaboração da perda é naturalmente demorado; portanto não estranhe se você demorar alguns anos para processá-lo. A mente tem a vaga sensação de uma imensa perda; isso é tudo. Enquanto o intelecto reconhece a perda, o coração continua tentando arduamente negar o fato. Lança-se mão, muitas vezes, dos sonhos e das fantasias, na tentativa de haver o convencimento de que os entes queridos ainda estão aqui. A morte de alguém que se ama faz reviver os temores infantis, a antiga angústia de se sentir pequeno e abandonado. Quando finalmente se supera a pior fase do sofrimento, que é ficar sem a pessoa amada, recuperam-se a estabilidade, a energia, a esperança e restaura-se a capacidade de novamente ter prazer e de investir na vida[1]. Caso contrário, instalar-se-á a depressão: uma tristeza que nunca passa, um estado de ânimo que não se recupera. A vida permanece estagnada, suspensa no ar, sem sentido.

É certo que a vida é repleta de perdas, que são sentidas conforme a importância que se dá a quem se perde. Parece que a perda mais aceitável é a dos pais quando já estão idosos; mas até isso é relativo.

O divórcio, para alguns, pode ser mais doloroso do que a viuvez. Para certas pessoas, ficar sem o cônjuge, vivo ou morto, é como perder a própria identidade. A saída dos filhos do lar, quando crescidos, pode ser uma grande perda. Perder um irmão também pode representar para alguns um grande sofrimento[5].

Concluindo o capítulo

Infelizmente, o estigma que cerca a depressão ainda é muito forte, pois para a sociedade é mais fácil aceitar que o indivíduo seja acometido de um câncer, diabetes, hipertensão ou qualquer outra doença que possa ser verificada pelos exames laboratoriais. Com a depressão não acontece assim. Então é comum o deprimido ouvir que ele é preguiçoso, desatento, cheio de frescura. Quem está fora do problema, muitas vezes, não consegue enxergar a depressão como ela realmente é. Por isso exige dos outros que saiam da cama a todo custo, trabalhem, estudem, quando na verdade não o fazem porque simplesmente não conseguem. É preciso investir um pouco mais na informação para que, a partir do conhecimento, reduza-se o preconceito, facilitando o processo de inclusão dessas pessoas no âmbito social e familiar, e haja contribuição para sua cura.

NOTAS

[1] Drane, J. F. *Alívio para o sofrimento e a depressão*: papel da compreensão e da fé. São Paulo: Paulus, 2015, p. 264.

[2] Araújo, A. de. *O segredo para vencer a depressão:* assuma o controle de sua vida e realize-se. 2.ed. São Paulo: Universo dos livros, 2010, p. 96.

[3] Grün, A. *Morte*: a experiência da vida em plenitude. Tradução de Markus A. Hediger. Petrópolis: Vozes, 2014.

[4] Grün, A. *A cura espiritual da depressão*: impulsos espirituais. Tradução de Gabriela Freudenreich, 4 ed. Petrópolis: Vozes, 2014, p. 184.

[5] Viorst, J. Perdas necessárias / Judith Viorst; [Tradução Aulyde Soares Rodrigues]. 4. ed. São Paulo: Editora Melhoramentos, 2005. (Comportamento).

3

Entendendo as causas da depressão

Introdução

A vida do ser humano é complexa. Desde o nascimento nos deparamos com perdas. Para passar de uma fase à outra na vida, precisamos renunciar ao conforto de uma situação em prol de uma futura conquista. Assim saímos da infância e entramos na adolescência e vamos desta para a juventude, adquirindo novas capacidades, porém sentindo o pesar de abandonar o que se tinha. Evoluímos emocionalmente, amadurecemos, mas nos vemos obrigados a renunciar à couraça de proteção que nos cerca. Mais difícil ainda é quando somos surpreendidos pelo desemprego, por uma doença grave ou morte de um ente querido. Se não estamos preparados para superar perdas, adoecemos[1].

Ao contrário do que alguns pensam, depressão não é algo simples, "não é frescura"; deve ser vista de acordo com a individualidade de cada um. Compõe-se de um somatório de fatores que interagem, causando o início e o desenrolar da doença.

Possui **causas biológicas**, representadas pelas modificações na bioquímica cerebral, bem como pelas variações hormonais que ocorrem no organismo humano no decorrer da vida. Como todos sabem, o corpo humano passa por vários estágios de desenvolvimento da infância à velhice. Em cada uma dessas fases, poderão ser observados diferentes níveis hormonais, que, por sua vez, poderão modificar o funcionamento cerebral[2].

As células do cérebro são chamadas de neurônios, que liberam substâncias químicas, denominadas neurotransmissores. A todo momento estamos liberando noradrenalina, serotonina e dopamina, durante as ações de nosso dia a dia. Essa comunicação de um neurônio com outro chamamos de sinapse[2].

Podem ocorrer alterações no funcionamento das referidas sinapses, que resultam em diminuição ou aumento desses neurotransmissores, causando doenças, como a depressão. Cada uma dessas substâncias químicas é responsável por funções orgânicas importantes. A falta da dopamina, por exemplo, causa a perda do prazer pelas coisas da vida. A falta da serotonina desencadeia alterações no sono e humor; e assim por diante. No entanto, também pode ocorrer o contrário: o transtorno depressivo causar a queda em tais neurotransmissores. Outra coisa importante a ser dita é que a quantidade desses neurotransmissores podem estar normais no sangue de pessoas deprimidas. Provavelmente, nesses casos, a sintomatologia da doença pode estar relacionada ao funcionamento defeituoso dos receptores cerebrais para tais substâncias. Em uma linguagem popular: a chave não entra na fechadura, pois ela está com defeito.

É importante saber também que existe uma íntima relação entre os sistemas nervoso e endócrino. De modo que o mau funcionamento de um interfere diretamente no outro. O hormônio cortisol, produzido pelas glândulas suprarrenais, é responsável pelas reações de fuga, luta, ações relacionadas com nossa sobrevivência. No entanto, seu excesso, por um período prolongado, ocasiona a redução dos neurotransmissores (noradrenalina, serotonina e dopamina), provocando alterações no funcionamento cerebral e, por conseguinte, no funcionamento de todo o corpo. Como se vê, depressão não é uma doença tão simples como afirmam alguns.

Todas as faixas etárias estão sujeitas a essa doença, porém as mais susceptíveis são os adolescentes e os idosos. Talvez porque ambos se sintam muito solitários, esquecidos pelos parentes. As mulheres por sua vez parecem mais propensas à depressão do que os homens. Talvez por **variações hormonais** a que estão sujeitas, ou, quem sabe, pela jornada dupla ou, até mesmo, tripla de trabalho. Há ainda a grande necessidade de as pessoas do sexo feminino se aprofundarem no amor. Por causa disso, quando suas expectativas amorosas são frustradas, elas se deprimem[3].

A causa da depressão também pode estar na **genética**, isto é, o indivíduo pode ter herdado de seus genitores, ou mesmo de um parente distante, a vulnerabilidade para essa doença[2].

Outro fator que pode desencadeá-la é o **psicológico**, manifestado em determinada época da vida pelas situações de estresse agudo, como, por exemplo, a perda do emprego, uma separação, a morte do cônjuge ou dos pais, ou pelas situações de estresse crônicas, como as que se observam nas relações de trabalho[4].

O excesso contínuo de adrenalina, noradrenalina e cortisol, produzidos durante um período extenso ou por repetidas vezes, reduz a quantidade de serotonina e dopamina cerebrais, interferindo negativamente sobre as funções cognitivas e afetivas do indivíduo. Em outras palavras, o estresse crônico fatalmente reduzirá sua capacidade de concentração, memória e aprendizado. Isso comprometerá e prejudicará sua vida, pois ficará sem forças, sem energia, sem vontade e sem o prazer por coisas de que antes gostava.

Mesmo sendo inevitável, a morte pode ter efeitos prejudiciais sobre a saúde mental e física dos que ficam, em muito maior número do que os que não perderam uma pessoa amada. Assim, essas pessoas morrem ou se matam, ficam doentes, sofrem acidentes, fumam demais, bebem demais, passam a usar drogas ou ficam sujeitas a depressão e vários outros transtornos mentais[5].

3.1. Características das pessoas propensas à depressão[4]

Há certa ambivalência nas pessoas propensas à depressão:

- São inseguras, embora queiram se manter sempre no controle de tudo;
- São dependentes em relação a outras pessoas;
- Possuem uma sensibilidade exagerada às críticas ou à rejeição;

- Têm dificuldade em dizer não;
- São dotadas de grande perfeccionismo, ligado a um forte superego;
- Possuem muita dificuldade em delegar tarefas, preferindo, muitas vezes, fazer tudo sozinhas;
- Possuem personalidade enérgica;
- São ambiciosas;
- Importam-se excessivamente com a opinião de terceiros;
- Possuem obsessiva necessidade de reconhecimento e respeito;
- Temem perder o afeto dos outros;
- Possuem dificuldade em lidar com a agressividade dos outros;
- São sensíveis a perdas, provavelmente por alguma experiência negativa sofrida na infância.

Cada fase da vida tem suas particularidades, e, dependendo do meio em que o indivíduo está inserido e de suas características particulares, estará mais propenso ao adoecimento mental. Assim, temos a depressão na criança, no adolescente, na mulher, no idoso. Conhecer bem tais particularidades pode auxiliar na compreensão da enfermidade e em sua superação.

Todo ser humano passa pelo processo de perdas, no decorrer de seu desenvolvimento, pois para passar de uma fase à outra da vida, sempre haverá renúncia em prol do crescimento pessoal. Da infância para a adolescência ocorrem perdas; assim como da adolescência para a idade adulta também ocorrem perdas. Depois vêm a meia-idade e a velhice. Portanto, o ser humano está sempre sujeito a um processo depressivo, transitório ou não, dependendo de sua estrutura psíquica. Entrar na faculdade, por exemplo, marca o início de um novo ciclo de vida, podendo causar depressão, assim como a conclusão do curso. O casamento ou o nascimento de um filho também podem ser fonte de tristeza, ao contrário da esperada alegria, devido às mudanças que trazem em si. Nesses casos, está instalada a chamada depressão estrutural[6].

3.2. Depressão na criança

A criança sente muitas coisas desde o período uterino. Até os dois anos de idade, pode ser extremamente afetada por ambientes familiares desfavoráveis. Se um dos pais tem depressão, ela se tornará mais propensa a tê-la. Quando os dois têm a doença, aumenta ainda mais essa estatística. Frequentemente, as mães com depressão são irritadas com seus filhos e, para compensarem seu comportamento agressivo, tornam-se superprotetoras em outros momentos[1].

Muitas vezes, o quadro depressivo dessas crianças apresenta-se sob a forma de **sintomas físicos**, como dores de cabeça ou do abdome, taquicardia, sudorese, dor no peito. Isso confunde os pais que passam a levá-las a diversos médicos, sem firmar um diagnóstico correto do que realmente está acontecendo.

Crianças que estão desenvolvendo um quadro depressivo também podem se apresentar **apáticas ou irri-**

tadas, com **alterações no apetite e no sono**; são mais **lentas** e têm **dificuldade de se concentrar**. Buscam o isolamento e **se sentem culpadas**. Frequentemente, usam expressões tais como: "sou burro", "não sirvo para nada"; "faço tudo errado". Os pais e professores devem ficar atentos a essas mudanças de comportamento, que podem significar que elas estão em sofrimento psíquico[1].

3.3. Depressão na adolescência

A adolescência, talvez, seja a fase de maior conflito da vida, por causa de inúmeras transformações pelas quais passa uma "criança que agora está grande" e um "adulto que não sabe o que quer da vida" nem é capaz de viver de forma totalmente independente. Nesse aspecto, estamos em desvantagem em relação aos outros animais, pois estes, pouco tempo depois que nascem, andam sozinhos e buscam seu próprio alimento; ao contrário de nós, que precisamos uns dos outros todo o tempo de nossa existência.

Nessa fase, o adolescente passa pelas modificações hormonais, mudanças em seu corpo físico, tem de escolher uma profissão, para qual nem sempre se acha preparado. A pressão social para que todos tenham êxito, entrem em uma faculdade e sejam produtivos só agrava a situação. Para coroar todo esse quadro de dificuldades, tem início o despertar da sexualidade. Ocorrem as paixões, os rompimentos, que, às vezes, **são encarados como "fim do mundo"**[1].

Tanto a moça quanto o rapaz se sentem inadequados, com **complexos de inferioridade, insatisfações na**

aparência. Desenvolve-se um verdadeiro estado depressivo. Resta aos pais compreenderem e ficarem atentos ao desenrolar desse processo, que também pode ser confundido com a depressão[1]. Esta, por sua vez, quando diagnosticada como doença, deverá ser tratada com a máxima urgência, tendo em vista o caráter impulsivo do adolescente e sua impressão de que é imortal; o que, muitas vezes, culmina com um suicídio.

Existem alguns fatores que podem deixar o adolescente propenso ao suicídio[7,8]:

- Transtornos psiquiátricos e história de suicídios na família;
- Negligência e maus-tratos na infância;
- Expectativas demasiado elevadas ou muito baixas dos pais em relação aos filhos;
- Excesso de autoridade, rigidez familiar;
- Divórcios/separações;
- Dificuldades escolares;
- Conflitos interpessoais e problemas de relacionamento;
- Perdas importantes (amigos/colegas/companheiro, morte de pessoas significativas);
- Quadros depressivos, transtornos psicóticos, ansiedade, crises de pânico, distúrbios do comportamento alimentar, distúrbio do humor;
- Falha no apoio social;
- Estresse prolongado;
- Comportamentos aditivos, ou seja, o uso de álcool e drogas por parte do adolescente ou de seus familiares com os quais convive;

- Ideação suicida ou tentativa de suicídio prévias;
- Disponibilidade do método suicida.

3.4. Fatores de proteção para o suicídio na adolescência

- Boas relações familiares e interpessoais;
- Suporte social;
- Capacidade de procurar ajuda perante as dificuldades; abertura para se comunicar;
- Valores culturais: participação em atividades desportivas, religiosas e sociais; prática de uma religião, em que o adolescente se sinta feliz, inserido, aceito pelo grupo;
- Estilos de vida saudáveis: alimentação equilibrada, bom sono, luz solar e ambiente sem drogas, tempo de lazer;
- Saber lidar com pressões e estresse;
- Flexibilidade cognitiva;
- Habilidade para lidar com os problemas;
- Capacidade de encontrar soluções alternativas;
- Não exagerar o significado das situações de vida negativas;
- Existência de um projeto de vida com objetivos realistas.

3.5. Depressão feminina: a mulher e suas diferentes fases hormonais

A mulher tem, em seu organismo, algumas particularidades que a tornam mais predisposta à depressão em várias fases da vida, devido às variações hormonais: na adolescência; quando engravida; antes dos períodos menstruais na temida TPM (tensão pré-menstrual); na menopausa; em alguns casos, no período puerperal, em que se pode manifestar a depressão pós-parto.

É certo que não são puramente essas variações que causam a depressão feminina, afinal, são variações fisiológicas. Contudo, a mulher pode ficar mais sensível aos problemas que a afetam, desencadeando sintomas depressivos. Algumas mulheres ficam extremamente agressivas ou chorosas no período que antecede à menstruação, na gravidez e no decorrer do climatério, quando esses hormônios, anteriormente em alta, começam a cair. A sensação é de uma montanha russa interna, em que o humor varia de um extremo ao outro, no mesmo dia.

O fato é que "viver é uma arte", como diz o ditado popular, pois, em cada fase da vida, existem dificuldades, principalmente quando o meio externo não é favorável. Assim, se, após dar à luz, a mulher puder contar com o apoio do companheiro, de sua mãe ou, até mesmo, de uma amiga, suas dificuldades em lidar com a nova situação em sua vida, que é a de cuidar de outro ser humano, serão amenizadas. Na verdade, alguns acreditam que a depressão pós-parto é apenas a manifestação de um problema que já estava sendo desencadeado antes da gravidez, como dificuldades conjugais ou, ainda, na relação mal resolvida da parturiente com sua mãe em sua infância[1].

A mulher fica mais propensa a uma crise depressiva na gravidez quando já tem predisposição à doença, quando tem problemas com aceitação da gestação ou do relacionamento com o parceiro. A maioria das mulheres experimenta um curto período de tristeza e ansiedade após o nascimento de seus bebês; o que até certo ponto é normal, se esses sintomas se dissiparem e as mães passarem a se dedicar aos cuidados com o filho. A oxitocina, conhecida como hormônio da felicidade, o qual é liberado na fase da amamentação, estimula essa recuperação do bem-estar materno[2].

No entanto, algumas mães apresentam tristeza duradoura, agressividade, dentre outros sintomas depressivos, negligenciando sua cria. É a famosa depressão pós-parto, que, em casos extremos, pode levar ao infanticídio, quando elas tiram a vida de seus próprios filhos.

Na menopausa e no período que a antecede, o organismo feminino fica sujeito a muitas alterações, inclusive a variações de humor, devido às quedas do estrogênio. E, caso a mulher tenha propensão genética, um quadro depressivo pode ser desencadeado; o que requer tratamento especializado tanto por parte da ginecologia, quanto da psiquiatria. Ocorre ainda, nessa fase de meia-idade, uma importante transição, em que ela sai da juventude para a idade madura, e sente perder sua beleza, o frescor da juventude, seu poder de sedução. Podem ocorrer o divórcio, a viuvez, a sensação de ninho vazio, o medo de ficar sozinha, de perder os pais, de morrer.[5]

A Psicanálise acredita que a depressão se manifesta em pessoas que tiveram traumas em sua primeira infância e não tiveram uma relação com seu objeto primário (a mãe) bem resolvida, vindo a internalizá-lo na fase adulta. Então as variações hormonais não podem ser de todo responsabilizadas pelo desencadear da doença.

3.6. Depressão no homem

O homem também tem sua fase de maior sensibilidade com a redução dos hormônios masculinos na andropausa. É comum que tenham uma certa baixa na libido, no vigor físico e alternem tristeza e mau humor. O sexo masculino costuma disfarçar suas fraquezas, principalmente por meio da agressividade[1].

Em uma sociedade machista e autossuficiente, em que homem não chora, é mais fácil disfarçar a doença sob a capa da agressividade e, até mesmo, da violência ou camuflá-la no exagero no ritmo de trabalho e no abandono diante da televisão.

3.7. Depressão na idade madura

Um dos motivos por que as pessoas maduras se deprimem é o fato de elas não encararem suas perdas. Muitas rejeitam a ideia de fim, de mortalidade. Poucas renunciam à juventude, com a expectativa de ganhar algo, como sensibilidade ou experiência, e lutam com afinco contra esse destino, fazendo tentativas desesperadas para serem jovens outra vez. Sem sucesso com essa tentativa, passam a ser vítimas de distúrbios psicossomáticos. Outras procuram se ocupar intensamente com causas, cursos e projetos de autoaperfeiçoamento[5].

Certamente, essa fase da vida é a mais propensa à depressão, por causa da ocorrência de perdas – de entes queridos, emprego, poder aquisitivo, prestígio social, saúde, convívio com os filhos –, e também por surgirem doenças que costumam cursar com depressão, como o Alzheimer, o Parkinson, e outras enfermidades. O idoso requer uma atenção especial tanto da família, quanto da equipe médica que o acompanha, a fim de minimizar suas dores e seus sofrimentos.

Para aqueles que tiveram uma longa história de perdas mal resolvidas, a época da aposentadoria pode reviver antigos temores e sofrimentos. Porém, de qualquer maneira, perder a renda e um posto de trabalho representa a perda de *status*. O isolamento e o tédio podem levar ao desespero. O fim do trabalho é para muitos um martírio, se não houver nada para absorver seus interesses e suas energias. Alguns encaram a velhice como um peso para a sociedade: os velhos são pessoas que recebem e não têm nada para dar. Nem mesmo sua sabedoria de vida é considerada. A conversa deles é, para alguns, como uma tediosa inutilidade[5].

Felizmente, no Brasil, tem crescido o número de grupos de convivência, em que os mais velhos dançam, participam de festas, namoram. Isso tem sido muito positivo, pois a expectativa de vida do brasileiro está aumentando a cada dia; seremos os velhos de amanhã. A frequência aos grupos religiosos também favorece o convívio de pessoas da terceira idade com outras gerações. O desenvolvimento da espiritualidade nessa fase enriquece muito a vida do indivíduo que está se deparando com as dificuldades do envelhecimento. A prática religiosa, a crença de que existe algo depois desta vida material ajuda a reduzir a ansiedade, desencadeada pelos diversos processos pelos quais passa uma pessoa à medida que ela envelhece.

3.8. Comorbidades da depressão

São doenças que cursam paralelamente à síndrome depressiva, sendo a causa ou sua consequência, e requerem tratamento simultâneo.

3.8.1. Ansiedade

Talvez seja a associação mais frequente da depressão. É muito comum na infância e juventude. Caracteriza-se por preocupações excessivas, inquietação, cansaço, tensão muscular, dificuldade de concentração, distúrbio do sono associado e irritabilidade. Quando não tratada de forma adequada, essa patologia pode evoluir para um quadro depressivo[2].

Existe mais de um tipo de transtorno de Ansiedade. Exemplos disso: Transtorno de Ansiedade Generalizado, Ansiedade de Separação.

3.8.2. TDHA (Transtorno de Hiperatividade e Atenção)

É um distúrbio caracterizado pelo déficit de atenção, que reduz a capacidade de concentração. Provoca grande agitação e causa problemas no aprendizado. Em geral, compromete a vida escolar ou acadêmica e, consequentemente, a autoestima do indivíduo.

O TDAH desencadeia depressão nos indivíduos não corretamente tratados, pois terão baixa autoestima, devido a suas dificuldades de aprendizado, que muitas vezes fazem com que eles sejam vistos como inconvenientes e bagunceiros, por estarem sempre muito inquietos; o isolamento é um desdobramento dessa situação.

3.8.3. Transtornos somatoformes

É a denominação médica dada às doenças que persistem apesar de não serem encontrados os transtornos físicos correspondentes às queixas do paciente. Os exames não explicam nem a natureza nem extensão dos sintomas; tampouco se explicam o sofrimento ou as preocupações do sujeito[9].

Esse mal está associado à busca persistente de assistência médica, sem que seja resolvido o problema. É importante compreender que os sintomas são reais e dolorosos. Um exemplo prático disso: uma pessoa recebe péssimas notícias e manifesta inesperadamente falta de ar, dor de cabeça, tontura e náusea. Quanto maior o impacto psicológico, mais grave são os sintomas. Não se deve tratar com indiferença e desprezo a sintomatologia do doente, mas também não se deve tornar submisso a seus exageros, nem às tentativas de manipulação para evitar responsabilidades.

Esses transtornos são muito incômodos e desgastantes para os profissionais de saúde e podem causar grande prejuízo financeiro e desgaste emocional para a família do indivíduo. Para tratar essa doença é recomendado que o paciente faça psicoterapia para encontrar e tratar a raiz de seus sintomas.

3.8.4. Alzheimer

Constitui uma doença grave e degenerativa do cérebro, caracterizando-se pela perda da memória para acontecimentos recentes, evoluindo para distúrbios da fala e perda de funções importantes para a manutenção da vida, como o processo de deglutição e respiração[2].

3.8.5. Parkinson

Doença degenerativa, caracterizada por tremor contínuo das extremidades, rigidez muscular, lentidão na marcha e dos pensamentos. É causada por uma desregulação na produção de dopamina, que está envolvida nos processos cognitivos de atenção, memória e concentração e ainda desempenha papel fundamental na sensação de prazer e energia para realizar tarefas. É muito frequente a associação dos dois distúrbios[2].

3.8.6. Transtorno de Estresse pós-traumático (TEPT)

Distúrbio comumente associado a episódios de traumas psicológicos graves, tais como abuso, catástrofes, mortes presenciadas, assaltos, acidentes graves, dentre outros. A vítima fica revivendo os momentos de pavor e medo pelos quais passou, desenvolvendo sintomas diversos, que podem evoluir para depressão[2].

3.8.7. Transtorno ou Síndrome do pânico

É caracterizado por ataques de ansiedade. O indivíduo tem a forte sensação de que vai morrer, sentindo taquicardia, dores no peito, falta de ar, tontura, sudorese. Esses ataques ocorrem frequentemente após um trauma e, comumente, desenvolvem-se paralelamente à depressão. Eles duram em média de 20 a 40 minutos, surgem subitamente, sem explicação, e ocorrem no mínimo duas vezes[1].

3.8.8. Transtorno da personalidade Borderline

É um quadro complexo de desorganização da personalidade, em que o indivíduo se descompensa, manifestando intensa raiva, teimosia e instabilidade do humor. Isso dificulta o convívio social e aumenta o risco de suicídio[2].

3.8.9. Fobia social

É uma timidez muito exagerada, que impede o indivíduo de interagir normalmente com outras pessoas, apresentar trabalhos escolares, falar em público e, até mesmo, assinar um cheque na frente de outra pessoa. Sente pavor de ser julgado, tem pensamentos negativos e imagina ser o centro das atenções[2].

3.8.10. Transtornos alimentares

São transtornos em que a ingestão de alimentos se associa a alterações mentais, que provocam uma significativa distorção da imagem corporal. Na anorexia, por exemplo, muito frequente em meninas, evita-se a ingestão de alimentos a tal ponto que ocorre grave quadro de desnutrição; mas, mesmo assim, a pessoa continua se achando gorda. E, na bulimia, são provocados vômitos após a ingestão alimentar, geralmente de alto teor calórico[2].

3.8.11. Outras doenças que frequentemente se associam à depressão

A depressão também pode ocorrer concomitantemente com AIDS, câncer, uso de drogas e álcool, após Acidente Vascular Cerebral (AVC). A equipe que assiste o paciente deve ficar atenta a essa possibilidade, a fim de tratar precocemente a doença, prevenindo complicações[2].

Concluindo o capítulo

É importante lembrar aos familiares que tem alguém deprimido em casa que essa doença não é adquirida porque o doente quer. Esse não é um problema provocado pela pouca força de vontade ou por preguiça, como dizem alguns. Ser agressivo com o deprimido, bem como rejeitá-lo, piora ainda mais o estado de inutilidade assumido por ele. Alguns familiares perdem a paciência por já terem ouvido aquela história tão maçante e deixam transparecer certa irritabilidade com o portador da depressão[4].

A vida deve ter um sentido e um propósito para nós. Dos primeiros anos até a adolescência, tudo gira em torno de nosso "eu", de nossa satisfação própria. Depois, começamos a nos preocupar com o que vamos ser na vida, qual a profissão escolheremos, com quem iremos nos casar. Assumindo responsabilidades e compromissos, procuramos realizar as tarefas que nos foram confiadas da melhor maneira possível[6].

Ao chegarmos à meia-idade, é comum que nos deparemos com sonhos não realizados, propósitos não totalmente atingidos; o que costuma gerar muitas frustrações. Caso não saibamos lidar com elas, podemos ser acometidos por um quadro depressivo. Maior será essa vulnerabilidade em nossa velhice, pois as perdas são inevitáveis[6].

É necessário um amadurecimento para superarmos as situações desfavoráveis que vão acontecendo no decorrer da vida. Afinal, não podemos esperar viver em um eterno mar de rosas. Cada fase de nossa vida traz consigo suas belezas e dificuldades. Se nos recusarmos a enfrentar essa realidade, aprofundaremos ainda mais o sofrimento de passarmos para outra fase. Se aceitarmos o que a vida nos oferece e tentarmos tirar proveito de cada momento feliz, acumularemos forças para superarmos os dias difíceis.

O pós-modernismo tem incutido na cabeça das pessoas uma falta de sentido e de propósito para a vida. O objetivo de vida transformou-se para muitos em um mero ciclo de realização de coisas. Busca-se o dinheiro, o sexo, o poder, a fama. Quando não se atinge esse fim ou se perde o que se tinha em dinheiro, sexo, poder e fama, a vida desaba[6]. Talvez esse seja um dos motivos para estarmos vivendo uma verdadeira epidemia de casos de depressão.

NOTAS

[1] CARRENHO, E. *Depressão*: tem luz no fim do túnel. São Paulo: editora Vida, 2007, p. 224.

[2] SILVA, A. B. B. *Mentes depressivas*: as três dimensões da doença do século. São Paulo: *Principium*, 2016, p. 288.

[3] CANOVA, F. *Cansaço e depressão*. Tradução de Antônio Maia da Rocha. São Paulo:Edições São Paulo, 1993.

[4] CHAVE-JONES, M. *Como enfrentar a depressão*: formas de ajuda e convivência. O milagre pode acontecer. Tradução de AttílioBrunetta. 3. ed. Petrópolis: Vozes, 1996, p. 72. (Coleção Vida Nova).

[5] VIORST, J. Perdas necessárias/ Judith Viorst; [Tradução Aulyde Soares Rodrigues]. 4. ed. São Paulo: Editora Melhoramentos. 2005 (Comportamento).

[6] DRANE, J. F. *Alívio para o sofrimento e a depressão*: o papel da compreensão e da fé. Tradução de Adail Sobral. São Paulo: Paulus, 2015, p. 264.

[7] GONÇALVES, A. M.; FREITAS, P. P. de; SEQUEIRA, C. A. da C. *Comportamentos suicidários em estudantes do ensino superior*: factores de risco e de protecção. *Millenium*, v.40, p. 149-159.

[8] VIEIRA, L. J. E. de S. et al. "Amor não correspondido": discursos de adolescente que tentaram suicídio. *Ciência e Saúde Coletiva*, n. 14, v. 5, p. 1825-1835, 2009.

[9] Wikipedia.https://pt.wikipedia.org/wiki/Transtorno_somatoforme#Transtorno_doloroso_somatoforme_persistente

4

Como superar a depressão?

Introdução

Embora pareça difícil para quem está acometido pela doença e vem sofrendo seus efeitos devastadores por meses ou anos, a depressão tem cura. Mas é importante saber que as recaídas são esperadas. Pensemos em um resfriado: há aqueles que não se resfriam, por estarem mais fortes, e há aqueles que, se a imunidade cair, mesmo que tenham sido curados, terão um novo resfriado. Algo parecido acontece com a depressão. Se o indivíduo se cuida, trata-se, previne novas recaídas com terapia, atividade física e prática religiosa provavelmente não ficará doente. E, se adoecer, sairá mais facilmente dessa nova crise.

Nesse sentido, este capítulo tem como objetivo dar esperança à pessoa com depressão, mostrando-lhe como é possível voltar a sorrir e levar uma vida normal, mesmo tendo de conviver com as cicatrizes deixadas em sua alma.

4.1. De quais estratégias posso lançar mão para me livrar da depressão?

O primeiro passo é **aceitar a doença**, depois buscar ajuda de profissionais competentes para tratá-la. É muito importante que o doente lute **contra o isolamento** a que ele mesmo se impõe, aceitando a ajuda do terapeuta, aproximando-se dele. Deve também procurar aceitar a si mesmo com a doença para, então, tolerar a presença das outras pessoas. O indivíduo que sofre de depressão deve **se questionar**: o que ela quer me dizer afinal? O que estou deixando de ver em minha vida? Será que não sou perfeccionista demais? Onde me sobrecarreguei? Não estou exagerando em querer ser bem-visto sempre? Depois desses questionamentos, o deprimido deve **procurar se aceitar como é**; aceitar a presença dos outros, sem ficar se desculpando por estar doente. Mesmo sem vontade de levantar-se, o indivíduo deve dar o primeiro passo para fora da cama todas as manhãs, optando pela cura. Outra coisa fundamental nesse processo é **perdoar-se**[1].

Alternativas que também podem ser usadas são: a **música** e a **observação da natureza**[2]. Canova enfatiza a importância de se **fazer o que gosta**, pois muitos deprimidos se curam ao deixarem de trabalhar em funções ou locais por eles indesejados. Quando o trabalho é realizado com prazer, ao fim do dia, não se sente esgotado; o cansaço é gratificante, pois a sensação é de que se fez algo bem feito[3]. O trabalho que condiz com nossas aspirações mais profundas transmite um resultado que encanta aos outros, resplandece, entusiasma quem está perto. Lembremo-nos de que tudo o que fazemos de bom não é mérito nosso; provém de Deus e é para glorificá-lo[2].

Da mesma forma, é importante **não permanecer na cama sem nada fazer**. Os períodos de descanso deverão ser limitados por atividade profissional ou de lazer. A inércia completa ativa os pensamentos pessimistas, que **devem ser evitados** ao máximo pelos doentes; da mesma forma devem-se evitar **o abuso do álcool**, **o uso do tabaco ou de drogas**. É de grande auxílio para a prevenção desse mal uma **boa alimentação** e a prática de **exercícios físicos regulares**.

Por causa de minha experiência pessoal com a doença, posso afirmar que são de vital importância o **apoio familiar**, a **conservação da fé em Deus,** a **prática religiosa regular** e o foco em um objetivo, ou seja, a **realização de um sonho**. Quem vislumbra o futuro não pensa em suicídio. Quem persegue uma meta dá novo ânimo a sua existência.

Quando alguém renuncia a seus anseios, separa-se de suas raízes, vegeta sem sentido pela vida, sentindo--se fracassado[4]. O indivíduo então busca refúgio em uma rotina vazia, vive de forma automática, sem almejar mudanças nem perseguir objetivos[5]. Os sonhos de vida estimulam o ser humano em seu crescimento individual e na busca de seus espaços por meio de seus talentos. Eles colocam as pessoas em contato com seus verdadeiros dons, que estão gravados em sua alma, tirando-as da vida superficial que levam, pondo-as diante de seu verdadeiro "eu"[4]. As pessoas que tentam atender a todas as expectativas de si e dos outros, sobrecarregam-se e, portanto, ficam propensas à depressão[6].

Outro recurso a ser utilizado como forma de reagir ao desgaste mental é **tentar encarar as mudanças que ocorrem no decorrer da vida como desafios** a serem superados. Deve-se **trabalhar a autoestima**, de modo a desenvolver um "eu" estável, que não sucumbe às situações complicadas. Também é importante **autoavaliar-se**, mas não como forma de julgar-se, e sim como degrau a ser alcançado em busca da reestruturação da própria vida. Por exemplo, o indivíduo deverá se perguntar se não está tirando proveito da doença, acomodando-se com ela. Afinal, assumindo o papel de doente, deixa de lado a responsabilidade pela própria vida. No processo de autoavaliação, a pessoa tem oportunidade de se aproximar de suas fontes internas de força e saúde, deixando fluir aquilo que vem do Espírito[2].

4.2. Importância das medidas complementares no transtorno depressivo

4.2.1. Atividade Física

Após a devida avaliação médica para saber se pode se exercitar, o indivíduo deve aderir às práticas regulares de atividade física, mantendo uma frequência semanal mínima de três vezes. Essa atividade pode ser adaptada às preferências de vida dos pacientes, desde caminhada, corrida, dança, pedalada, dentre outras. O importante é não ficar parado.

Os exercícios físicos favorecem a liberação de substâncias químicas, tais como a noradrenalina, a dopamina e a serotonina[1], relacionadas à sensação de bem-estar e disposição do ser humano.

Após seis semanas de exercícios físicos regulares, o corpo humano começa a liberar também as endorfinas, verdadeiros analgésicos naturais que amenizam as dores sentidas pelos indivíduos que padecem com a depressão. Esse neurotransmissor fornece também uma sensação de bem-estar aos praticantes de atividade física regular[7].

A literatura destaca que a prática regular de exercício físico traz resultados positivos não somente ao sono e a seus possíveis distúrbios, mas também aos aspectos psicológicos, transtornos do humor, de ansiedade, depressão, memória e aprendizagem[8].

Certa vez vi uma resposta a um comentário na internet que dizia que a pessoa depressiva se curaria com a prática de exercícios físicos. A paciente ficou bem irritada e disse que pessoas com depressão, muitas vezes, não tem nem vontade de sair da cama. Portanto, não tem disposição para a prática de exercícios. Sim, isso é verdade. Mas é comprovado o efeito benéfico da atividade física; isso não pode ser ignorado.

E o que desejo enfatizar aqui é que, além do tratamento medicamentoso, a depressão, como doença complexa que é, necessita de uma abordagem mais completa, incluindo outras medidas, sem as quais o indivíduo dificilmente se libertará do uso dos antidepressivos.

4.2.2. *Dieta Saudável*

O intestino humano é habitado por cerca 100 trilhões de micróbios. A relação entre esses micróbios e seu hospedeiro começa desde o nascimento, continuando por toda a vida como uma relação mutuamente benéfica. Esses microorganismos naturais, presentes em nossa flora, são conhecidos como comensais ou microbiota intestinal. Já existem estudos que revelam a relação entre tal microbiota e o funcionamento cerebral; portanto, o que nós comemos influencia diretamente em nossa saúde mental. Há trabalhos científicos que demonstram a influência da microbiota intestinal sobre o cérebro, por contribuir para a homeostase do organismo e influenciar o risco de desenvolver doenças, incluindo a ansiedade e os transtornos de humor[9].

Alguns estudos mostram que o consumo de probióticos pode ter um efeito positivo, reduzindo sintomas depressivos, de ansiedade e estresse percebidos em voluntários humanos saudáveis[10].

Os resultados de um grande estudo prospectivo com 2.031 mulheres e 1.492 homens sugerem que uma dieta pró-inflamatória, na meia-idade, foi associada a um maior risco de sintomas depressivos, em particular entre homens e em subgrupos com estilo de vida pouco saudável (fumantes, ex-fumantes e sem atividade física). Esses achados indicam que a promoção de uma dieta saudável, exibindo propriedades anti-inflamatórias, isto é, dieta rica em frutas, hortaliças e grãos integrais[12], pode ser um elemento importante das estratégias de prevenção primária com respeito aos sintomas depressivos no decorrer do envelhecimento[11]. Um exemplo de bom alimento no combate à depressão é a banana, pois ela é rica em nutrientes, que acalmam e dão bom humor, em vitamina B6, que ameniza o cansaço e os sintomas pré-menstruais, em potássio, que diminui a irritação, e em triptofano, precursor da serotonina, que combate a depressão e promove um sono saudável[13].

Uma bebida que pode ajudar na prevenção das doenças do aparelho cardiovascular, quando consumido com parcimônia, é o vinho, que parece também reduzir o risco de demência, incluindo o Mal de Alzheimer. Segundo alguns especialistas, os polifenóis, presentes no vinho, especialmente os tintos, seriam os responsáveis por evitar o envelhecimento das células cerebrais. Além da ação antioxidante, os vinhos melhoram a circulação cerebral, assim como a coronária. O consumo moderado da bebida pode reduzir a incidência da depressão. Cientistas americanos consideram possível que o vinho, por conter tiramina, substância que favorece a produção de noradrenalina, é útil para combater o estresse[14]. Não se pode esquecer de que bebidas alcóolicas, ingeridas em excesso, agravam ou desencadeiam quadros depressivos, além de anularem seu efeito no aparelho cardiovascular e em outros órgãos do corpo, e de que existem pessoas que possuem dependência do álcool, estando estritamente proibidas de beber qualquer tipo de bebida alcóolica.

O resveratrol, presente na uva vermelha, exerce efeito neuroprotetor em animais parkinsonianos via inibição da inflamação e aumento da proteína transportadora de dopamina. Sabemos de antemão que a dopamina é importante para a concentração e memória; funções cognitivas comprometidas no transtorno depressivo. O tratamento com resveratrol, em um experimento desenvolvido no Programa de Pós-graduação de Ciências Médicas na Universidade Federal do Ceará, protegeu significativamente os animais do estudo de comportamento depressivo-símile[15].

Além de aumentar o consumo de verduras e frutas, aconselha-se o aumento da ingestão de água e a restrição de açúcar e gorduras. Os refrigerantes também não são aconselhados, pois, além de conterem açúcar (ou adoçante), possuem alto teor de sódio e seus gases distendem o estômago, reduzem a produção do bolo fecal. Uma vez inibido o funcionamento do intestino, conhecido também como nosso "segundo cérebro", há a redução da produção da serotonina local, favorecendo a instalação de um quadro depressivo. Esse mesmo efeito negativo também é observado quando se consome em excesso alimentos considerados pró-inflamatórios, como os carboidratos e gorduras[7].

4.2.3. Psicoterapia

A terapia, juntamente com o tratamento medicamentoso, é, sem dúvida, muito importante para tirar o paciente de um quadro depressivo, auxiliando-o, inclusive, a não mais recair no problema. Existe uma opinião de que a melhor abordagem de tratamento psicoterápico seria a

Terapia Cognitivo Comportamental (TCC), que ajudaria o indivíduo a identificar os eventos estressantes em sua vida, bem como as pessoas que contribuiriam para que ocorressem tais ocasiões. A partir desse conhecimento, o terapeuta auxiliaria o paciente na monitoração de seus pensamentos negativos, fornecendo-lhes ainda técnicas de enfrentamento, a fim de poder libertar os medos e os comportamentos doentios[7].

Em minha opinião, não existe uma receita pré-determinada para todos os pacientes. Cada pessoa tem suas particularidades, por ser singular. Então pode ser que para uns a TCC seja a forma mais adequada de lidar com o problema. Para outros pode ser que essa linha de abordagem não seja suficiente. A Psicanálise tem sido, em meu processo de autoconhecimento, de grande valia, contribuindo enormemente para minha recuperação. Pode ser que para outro indivíduo haja necessidade de outro tipo de tratamento. O certo é que, em qualquer linha de trabalho, na Psicologia se faz necessário estabelecer um bom vínculo entre terapeuta e paciente. Só assim haverá confiança para desenvolver um bom trabalho. O tratamento da depressão depende, principalmente, do sujeito, da maneira como ele encara a doença, sua vida e dos recursos que ele busca para continuá-la, a partir de sua bagagem, de sua estrutura psíquica.

É importante ter consciência ainda de que a palavra, a expressão verbal dos sentimentos ajuda a elaborar os problemas e as dificuldades; mas nem tudo deve ser relembrado ou repetido. Assim, vítimas de certos traumas e abusos, às vezes, pioram ao ficar relembrando tais situações.

O mais importante, talvez, seja saber que todos nós somos dotados de um núcleo interior, que se mantém intacto às agressões externas, como se nossa psiquê estivesse revestida por uma grossa casca, uma couraça[2].

Por meio da terapia, podemos nos reconectar com nossa fonte de energia interior, que está resguardada de tudo que nos fere, com auxílio de um bom terapeuta, é claro. É fundamental manter a esperança de um recomeço, mesmo após ter sido atingido por grandes dificuldades[2]. Essa ideia não é igual à teoria secular pós-moderna, em que o paciente acredita ser o centro de tudo, autodiagnostica-se e escolhe a própria modalidade de tratamento, deixando para o terapeuta a tarefa de concordar com ele. O pensamento pós-moderno não admite qualquer rejeição ao "eu" extremamente narcisista, fazendo do ser humano uma divindade. Mas esta, cultuada no seio das sociedades centradas no consumismo materialista, não se sustenta por muito tempo; fato que contribui enormemente para que se instale a depressão[2].

4.2.4. Banho de sol e modificações nos padrões de sono

Oitenta pacientes ambulatoriais, portadores de depressão não sazonais, em tratamento, foram aleatoriamente designados para o grupo ativo ou de controle. Quatro recomendações higiênico-dietéticas foram prescritas em conjunto: modificar dieta, praticar exercícios, expor-se à luz solar e modificar padrões de sono inadequados. Os pacientes foram avaliados antes e após o período de intervenção de seis meses. Ao fim do estudo, encontrou-se melhor evolução dos sintomas depressivos, maior taxa de resposta ao tratamento e menor necessidade do uso de psicofármacos no grupo que seguiu as orientações complementares de tratamento (banho de sol, dieta, sono e exercícios). Esse estudo sugere que as recomendações de estilo de vida podem ser usadas como uma estratégia complementar eficaz no tratamento antidepressivo na prática diária[17].

Recomenda-se para as pessoas que sofrem do transtorno que regularizem as horas de sono para oito horas, se possível, a fim de restabelecer a saúde física e recuperar o ânimo para suas atividades diárias. Para tanto podem lançar mão de artifícios, tais como: um banho morno, redução na luminosidade do ambiente, evitar álcool, cafeína e nicotina à noite, evitar levar os problemas para a cama, deitar-se sempre no mesmo horário. Da mesma forma, não devem permanecer na cama por mais de 10 horas, sob pena de agravar os sintomas depressivos ou de reforçar a ocorrência de pensamentos negativos, tão comuns na doença[7].

Faça uma experiência: feche os olhos em um ambiente tranquilo, silencioso e imagine uma fonte de água bem limpa e abundante, jorrando sobre suas feridas existenciais, naquelas mais profundas e que mais doem; talvez uma traição, um abuso sofrido em sua infância, a perda de alguém muito querido que você julga ter perdido para sempre. Visualize essa água lavando toda sujeira que está enlameando seu ser. A ferida então começa a fechar e vai cicatrizar em breve, desde que você faça esse exercício mental diariamente. Essa fonte existe dentro de você mesmo; foi criada por Deus e é abastecida pelo Espírito Santo, que habita em você.

4.2.5. *Desenvolver a Espiritualidade*

No mundo atual, pós-moderno, a religião e a ciência estão ameaçadas pelo individualismo, pois o homem acredita ser o centro de tudo. Suas ideias e vontades é que importam, a ponto de historiadores não mais se prenderem aos acontecimentos, mas a sua visão subjetiva dos referidos fatos. O mundo está deixando de frequentar templos e igrejas, tornando-se cada vez mais secularizado. A religião está sendo substituída pela espiritualidade, em que cada pessoa desenvolve a sua de maneira individual e peculiar[16].

É sempre bom lembrar que espiritualidade não é sinônimo de religiosidade ou de religião. Na espiritualidade, conectamo-nos com o Transcendente, com o Universo, independentemente de religião. Os ateus podem ser pessoas espiritualizadas, sendo éticos, vivendo em harmonia com as outras pessoas e com a natureza. Na religiosidade, o indivíduo pratica ritos religiosos, de forma isolada ou em grupo. Religião deriva do latim *Religare,* que significa a ligação ao que antes fora desconectado, com o Criador, com Deus, com o divino. Envolve dogmas e crenças específicas.

Falando sobre as fontes que abastecem a força interior, Grün diz que exercer a Espiritualidade é viver a partir do Espírito, por meio de virtudes e condutas que liberam forças oriundas de nossa alma. Quem vive plenamente a própria espiritualidade preenche sua existência com vivacidade e amor. Mas, quando se sente usado, cansado e irritado com o trabalho, provavelmente, está se abastecendo das forças do próprio ego; querer ser visto, aplaudido[2].

Muitas vezes, a carga negativa do ambiente em que está inserido faz a fonte de energia interior ficar turva, pois absorve as experiências ruins dos outros ou suas emoções conflitantes. Quando se concentra em sua respiração, imaginando que o sopro do Espírito Santo penetra as narinas durante a inspiração, clarea, limpa novamente sua fonte. O Espírito Santo tem poder curador, ameniza as feridas existenciais[2].

Um dos aspectos na espiritualidade é, segundo Grün, deixar viver a criança que existe em cada um; criança criada pelo próprio Deus[2]. Talvez, por isso, Jesus dissesse nas Escrituras que, para entrar no céu, é preciso ser como crianças (cf. Mt 18,3); ou seja, ser cheio de inocência e estar disposto a perdoar.

Minha experiência pessoal tem sido positiva tanto no âmbito da espiritualidade, como no exercício de minha religiosidade centrada no Catolicismo. Mas não critico pessoas que tenham crenças diferentes da minha, pois prefiro ver o que a fé da outra pessoa tem em comum com a minha. Acredito que o mais importante é praticar o bem e viver de acordo com o que se acredita, de forma coerente. Deus sabe o que habita no coração de cada um; não nos cabe julgar.

Uma revisão sobre o tema "Religiosidade e Saúde Mental" traz vários estudos, que encontraram uma associação entre religiosidade e menor incidência de depressão[18]. As práticas religiosas auxiliam na intepretação dos acontecimentos que se sucedem no adoecimento mental, dando novo significado à vida, uma esperança de cura, amenizando a dor e funcionando como verdadeiro remédio na desestruturação psíquica, inclusive, fazendo o paciente e sua família desempenharem um papel mais ativo durante o tratamento[19]. Um levantamento sobre a produção científica brasileira, que vem abordando o tema religião e saúde mental, concluiu que a religiosidade presta um grande auxílio no processo de construção existencial do ser humano, reduzindo o tratamento medicamentoso em doenças, como a ansiedade, a depressão e até em certos tipos de psicose[20].

Para superar a depressão pelo auxílio da fé, devem ser observados alguns pontos de vista:

- Os sentimentos influenciam o funcionamento mental[21];
- A doença não é um mero castigo de Deus;
- O pecado (inveja, cobiça, luxúria, gula ou qualquer outro) é fonte de culpa para a alma[22].
- É preciso buscar primeiro o reino dos céus e sua justiça, confiar na providência divina, pois, assim, tudo o mais lhe será dado por acréscimo;
- Se o sofrimento lhe bater à porta, não se deixe dominar pelo desespero, blasfemando contra Deus. Lembre-se de que há um momento para tudo nessa vida, inclusive para o sofrimento da doença, para as perdas inevitáveis e para a morte[23], que chega para todos, sem distinção[24].

No mundo secularizado em que vivemos, onde Deus não existe e o homem se coloca no centro de tudo, o suicídio vem sendo apresentado por alguns como uma solução nos casos de doenças incuráveis e outras situações que atrelam a vida ao sofrimento. O vínculo com determinada religião (principalmente na cultura judaico-cristã), em que somente Deus pode tirar a vida, vem servindo de antídoto para essa propensão ao suicídio no decorrer da História. Diversas vertentes religiosas acreditam que existe algo além dessa existência material que conhecemos; tal pensamento ajuda a ressignificar o sofrimento, aumentando a esperança[1]. Por esse e por outros motivos, considero a prática religiosa um importante oponente ao suicídio, servindo como aliada à valorização da vida.

4.2.6. Estimular a própria criatividade

Uma maneira bastante eficaz de alcançar os recursos pessoais internos é por meio da própria criatividade. A imaginação ativa, que habita a alma, liberta as pressões externas do mundo. A princípio alguém pode pensar que isso é fuga da realidade, mas, na verdade, certas vivências são tão difíceis de serem digeridas que precisam ser camufladas pela fantasia para serem suportadas. Imaginar coisas positivas abre um espaço para cura[16].

O ser humano possui dentro de si uma fonte verdadeira e inesgotável de amor: o próprio Deus. É dessa fonte que se pode abastecer quando secam a esperança, o amor esperado de outras pessoas, a ilusão da felicidade ininterrupta. Então se pode lançar mão da criatividade para se imaginar abastecido de todo o afeto de que se precisa e que este mundo não lhe dá.

4.2.7. Viver com coerência

Em tudo na vida devemos buscar a coerência. Dessa forma evitamos muito sofrimento. Viver em conexão com a verdade, com aquilo que é correto nos faz bem. Quando contrariamos nossa essência, sentimo-nos mal. Para obter coerência, Grün considera fundamentais: a compreensão dos fatos, o equilíbrio entre cobranças e sentimento de ser poupado dos excessos e o poder de decisão. Quem não vive com coerência se expõe à fragilidade, ou seja, não constrói sua vida sobre solo seguro. Quem vive sobrecarregado perde o poder de decisão sobre a própria vida[1]. Talvez, por esse motivo, quem está deprimido sente-se incapaz de decidir sobre o que fazer, para onde ir; sente-se perdido. Não sabendo para onde ir, poderá decidir se entregar à morte, por achar que é a única coisa a fazer.

Por outro lado, o indivíduo que vive solto, sem responsabilidades, atrofia, murcha, não vê sentido na vida, que se torna pesada, insuportável, por não ter um sentimento de pertença; por não ter a sensação de que se é útil a alguém[1].

4.2.8. Manter boas relações interpessoais

O convívio social, pertencer a uma comunidade é de suma importância para manter a vontade de viver[2]. Uma das formas de manter-se unido a uma comunidade é a prática religiosa. Isso é o suporte social, que, segundo muitos autores, que falam da importância da espiritualidade/religiosidade para a saúde, aumenta a expectativa de vida dos seres humanos de maneira significativa[25].

4.2.9. Ser solidário

Somos dotados de uma fonte de energia interior que nos abastece. A água dessa fonte não deve ficar retida somente em nós. Para que se mantenha viva, deve fluir também em direção a outras pessoas. A generosidade e a grandeza de coração fazem com que não sejamos tão duros conosco ou com os outros. O perdão alivia o peso da existência, tornando mais leves os fardos que carregamos[2].

Deus nos fez a sua imagem e semelhança. Portanto, não viemos a este mundo para ficarmos isolados. Sejamos úteis a nossos semelhantes e experimentaremos uma enorme alegria em ter praticado o bem. Agindo assim, encheremos o coração de alegria; um verdadeiro antídoto para a depressão.

4.2.10. Cultivar bons sentimentos

Praticar a bondade, pensar coisas boas sobre as outras pessoas, apesar de enxergar seus defeitos, faz nelas florescer o bem e é um bálsamo para a alma. Muitas vezes para se tornar bom, o indivíduo passa por muito sofrimento. Mas não se deixa afetar pelas coisas ruins; ao contrário, torna-se uma pessoa suave e serena[2].

Ser fiel a Deus, às pessoas com as quais convive na família ou no trabalho confere maior estabilidade, poupa energias, evita o desgaste desnecessário nos relacionamentos. Da mesma forma acontece com aquele que é amável com os que o cercam, pois a amabilidade elimina a irritação e a excessiva sensibilidade às críticas. A pessoa amável não se desgasta, tentando impor seu ponto de vista, mantém-se equilibrada mesmo diante de eventos desagradáveis[2].

Como podemos ver, tais virtudes anulam os sintomas da depressão. A pessoa deprimida se irrita e se desestabiliza com facilidade. É desconfiada, espera a todo instante que algo de ruim aconteça. É extremamente perfeccionista e sensível a críticas. Espera sempre que os outros façam coisas para elas, querendo ser o centro das atenções[2].

As virtudes são dons do Espírito e fortalecem a alma, sendo fonte de saúde e bem-estar. Outros exemplos de virtudes são a coragem, o senso de justiça e a temperança. A primeira enche o sujeito de paciência, não permitindo que as feridas adquiridas no decorrer da vida impeçam-no de praticar o bem e de ser feliz. A segunda favorece o convívio harmonioso com as outras pessoas e confere paz ao coração. E a última dá ao indivíduo o senso de seus limites, impedindo-o que se sobrecarregue e adoeça[2].

4.2.11. Buscar um sentido para a própria vida

Talvez essa seja a medida mais eficaz de prevenção ao suicídio. Viktor Frankl sobreviveu aos horrores do campo de concentração, por manter-se focado em um sentido para viver. Muitos de seus companheiros correram em direção à cerca elétrica e se suicidaram por não verem uma razão para manter a vida; isso acontecia principalmente quando recebiam notícias de seus parentes, mortos em outras prisões. A falta de sentido é, sem dúvida, um grande obstáculo à vida.

4.2.12. Aceitar as coisas como elas são

Para superar a depressão, é preciso aceitar o fato de que somos completamente incapazes de oferecer a nós mesmos ou aos que amamos qualquer forma de proteção eficaz contra a dor, as marcas do tempo, o envelhecimento e a morte, nossa maior inimiga. Enfim, somos incapazes de fugir de nossas perdas necessárias. Melhor aceitar que elas são parte da vida, são universais e inevitáveis. São necessárias porque, para crescermos, temos de perder, abandonar e desistir de algumas coisas. A vida é um eterno perder, abandonar, desistir. Na verdade, mais cedo ou mais tarde, com maior ou menor sofrimento, seremos forçados a compreender que a perda é, sem dúvida, uma condição permanente da vida humana e lamentar pela morte das pessoas que amamos, pelo fim de um casamento, de uma amizade especial, pela perda do que fomos ou do que um dia esperávamos ser é um processo de adaptação. Há um fim para muitas coisas que amamos, mas também tem de haver um fim, para superar a depressão, para a lamentação[23].

Concluindo o capítulo

A depressão não é uma realidade final nem definitiva. Ela está presente na vida do ser humano em vários momentos e precisa ser compreendida. Caso contrário, o indivíduo cai em desespero. Quando se lança mão de uma crença para superar os problemas, surge a esperança de que tudo acabe bem. No ateísmo, não existe essa esperança, pois a morte é o fim de tudo. Então diante do envelhecimento e dos sofrimentos da vida, o pensamento puramente racional poderá sugerir erroneamente o suicídio como solução. Mas isso é um grande equívoco. Ao contrário, no pensamento judaico-cristão, a morte não é o destino último do ser humano, pois há a esperança na vida eterna[16].

A terapêutica da depressão não deve se limitar aos medicamentos e às medidas comportamentais, embora ambas sejam também fundamentais. Uma das principais características da pessoa acometida da síndrome depressiva é o sentimento exacerbado de culpa. A cura verdadeira dessa patologia só é possível quando o indivíduo consegue perdoar a si mesmo. Jesus, ao curar um doente, declarava que os pecados dele estavam perdoados, pois entendia que a culpa precisava ser retirada de seu coração, para que ele se sentisse digno de receber a graça da cura[22].

Concluo este capítulo dizendo que, no caminho em direção à cura dessa doença, é necessário um conjunto de atitudes que sinalizem para a mudança de vida daquele que dela padece. O doente deve rever a maneira como se relaciona consigo, com as outras pessoas, com Deus (independentemente da fé religiosa), com a comida e com possíveis hábitos viciosos. O auxílio da família, dos amigos, bem como de um terapeuta experiente são vitais nesse processo.

NOTAS

[1] Pereira, V. N. de A. *A busca da felicidade pela fé*. Aparecida: Santuário, 2019.

[2] Grün, A. *Fontes da força interior:* evitar o esgotamento, aproveitar as energias positivas. Tradução de Lorena Kim Richter. Petrópolis: Vozes, 2007.

[3] Canova, F. *Cansaço e depressão*. Tradução de Antônio Maia da Rocha. São Paulo: Edições São Paulo, 1993.

[4] Grün, A. *Sonhos de vida*: guia para a felicidade. Tradução de Vilmar Schneider. 112p. Petrópolis: Vozes, 2011.

[5] Grün, A. *O que vem após a morte? A arte de viver e de morrer*. Tradução de Bianca Wandt. 4 ed. Petrópolis: Vozes, 2014, p. 118.

[6] Grün, A. *Morte*: A experiência da vida em plenitude. Tradução de Markus A. Hediger. Petrópolis: Vozes, 2014c.

[7] Silva, A. B. B. *Mentes depressivas:* as três dimensões da doença do século. 1 ed. São Paulo: Pricipium, 2016, p. 288.

[8] Mello, M. T. de. O exercício físico e os aspectos psicobiológicos. *Rev Bras Med Esporte*. v. 11, n. 3, Mai/Jun, 2005, p. 203-207.

[9] Foster, J. A.; McVey K.A. N. Gut–brain axis: how the microbiome influences anxiety and depression. *Trends inNeurosciences,* v. 36, n. 5, 2013.

[10] McKean, J. Probiotics and Subclinical Psychological Symptoms in Healthy Participants: A Systematic Review and Meta-Analysis. *The journal of alternative and complementary medicine.* v. 23, n. 4, 2017, p. 249-258.

[11] Adjibade, M. The Inflammatory Potential of the Diet Is Associated with Depressive Symptoms in Different Subgroups of the General Population. *Journal of Nutrition.* v. 147, n. 5, 2017, p. 879-887.

[12] Bastos, D.H.M.; Rogero, M. M.; G. Arêas, J. A.G. Mecanismos de ação de compostos bioativos dos alimentos no contexto de processos inflamatórios relacionados à obesidade. *ArqBrasEndocrinolMetab.* v. 53, n. 5, 2009.

[13] Ramos et al. Desenvolvimento e análise sensorial de bala de banana com açúcar mascavo e semente de linhaça com diferentes tratamentos. *Connection line (Revista Eletrônica do UNIVAG)*, n. 9, v. 2, 2013. Disponível em: <http://periodicos.univag.com.br/index.php/CONNECTIONLINE/article/view/73>. Acesso em 24 de jul. de 2019.

[14] Prado, A. K. M. Os efeitos do consumo do vinho na saúde humana. *Revista Científica UNILAGO*, p. 109-128.

[15] Mendonça, A. P. F. M. Resveratrol exerce efeito neuroprotetor em animais parkinsonianos via inibição da inflamação e aumento da proteína transportadora de dopamina (dat) / Ana Paula Fontenele Menezes Mendonça. Tese (doutorado) – Universidade Federal do Ceará, Faculdade de Medicina, Programa de Pós-Graduação em Ciências Médicas, Fortaleza – 2017. 148 f.: il. Color.

[16] Drane, J. F. *Alívio para o sofrimento e a depressão*: o papel da compreensão e da fé. Tradução de Adail Sobral. São Paulo: Paulus, 2015, p. 264.

[17] Garcia-Toro, M. et al. Four hygienic-dietary recommendations as add-on treatment in depression: A randomized-controlled trial *Journal of Affective Disorders.* v. 140, n.2, Oct. 2012, p. 200-203.

Disponível em: <https://doi.org/10.1016/j.jad.2012.03.031>. Acesso em 25 de julho de 2019.

[18] Moreira-almeida, A.; Lotufoneto, F.; Koenig, H. G. Religiosidade e saúde mental: uma revisão. *Revista Brasileira de Psiquiatria*, São Paulo, v. 28, n. 3, p. 242-250, set. 2006.

[19] Silva, M. dos S.; Zanelo, V. M. Religiosidade e loucura: a influência da religião na forma como o "doente mental" enfrenta a doença. *Psicologia IESB*, v. 2, n. 1, p. 37-47, 2010.

[20] Dalgalarrondo, P. Estudos sobre religião e saúde mental realizados no Brasil: histórico e perspectivas atuais. *Revista de Psiquiatria Clínica*, v. 34, p. 25-33, 2007. Suplemento1.

[21] Pereira, V. N. de A. *Saúde e Oração*: a busca da cura e do autoconhecimento pela fé. 1. ed. Aparecida: Editora Santuário, 2017, p. 192.

[22] Grün, A. *A cura espiritual da depressão*: impulsos espirituais. Tradução de Gabriela Freudenreich, 4 ed. Petrópolis: Vozes, 2014, p. 184.

[23] Viorst, J. *Perdas necessárias*. Tradução de Aulyde Soares Rodrigues. 4. ed. São Paulo: Melhoramentos, 2005, p. 336. (Comportamentos).

[24] Pereira, V. N. de A. *A busca da felicidade pela fé*. 1. ed. Aparecida: Editora Santuário, 2018, p. 160.

[25] Pereira, V. N. de A. *Medicina e Espiritualidade*: a importância da fé na cura de doenças. Aparecida: Santuário, 2015, p. 192.

5

Minhas impressões sobre a depressão

Introdução

Este capítulo é composto de pensamentos e posters que tenho publicado em minhas redes sociais. Tenho recebido muitos comentários positivos acerca dessas publicações:

"Você escreveu esse texto pra mim".

"Muito obrigada por escrever essas coisas sobre depressão; ajudam muitas pessoas."

Nessas horas, sinto-me recompensada por esse trabalho. Na verdade, para mim é um grande prazer escrever. Esse hábito me ajudou muito no combate à doença, pois, como tenho dito em meu canal no YouTube, em meu Instagram, Facebook e outros meios de divulgação, um excelente antídoto para a tristeza é perseguir uma meta, trabalhar para ver um sonho realizado. Cada livro que escrevo é um sonho que realizo; mais ainda quando os leitores me mandam mensagens dizendo que minhas obras foram úteis na vida deles. Temos de usar bem os dons que Deus nos deu; somente assim seremos realmente felizes. Lembremo-nos da parábola na Bíblia que fala dos talentos. O patrão (Deus) voltará um dia e nos perguntará o que fizemos com os talentos que Ele nos deu. Eu pretendo dizer que os multipliquei para o bem comum. E você? Vai passar a vida toda se lamentando?

5.1. A outra face da depressão

A outra face da depressão é a raiva, o ódio contido. São tantas as ofensas, decepções que o indivíduo tem de engolir, que, muitas vezes, se vê engasgado. São tantos os entulhos psíquicos que se acumulam no decorrer da vida que a solução para não estourar é pôr para fora por meio da agressividade. E a irritabilidade aflora, demonstrando a todos que não se é assim tão "bonzinho" como muitos pensam. Cai a máscara de fortaleza, de bom senso constante, de educação extrema, de pessoa contida. E o chefe já não o acha um funcionário perfeito, a esposa não suporta seu gênio hostil. E o que fazer agora com a imagem de perfeição que sempre foi mantida a todo custo? Afinal a opinião dos outros sempre foi tão importante! A solução é tentar engolir todo aquele entulho de novo, até não suportar mais. Vem o desespero misturado com o desânimo, e, no fim de tudo, aquela tristeza nunca passa. O sol brilha lá fora, mas já não se vê. Os pássaros cantam, mas já não se ouvem. O que fazer? Que tal se recolher um pouco e olhar bem para dentro de seu ser. Enxergar, em sua existência, a obra de Deus, uma pessoa única no universo, com qualidades e defeitos. Que tal deixar o sol lhe aquecer um pouco o corpo e a oração lhe aquecer um pouco a alma? Faça a experiência.

5.2. A depressão é como uma fera

A depressão é como uma fera sombria, solitária, que fica nos rondando, esperando a hora certa de atacar. Somos uma presa fácil quando estamos nos deparando com uma perda. Ficamos vulneráveis. Então vêm aquela raiva, aquele ódio do mundo, das pessoas, de nós mesmos. A tristeza no semblante ou a explosão de raiva serve para que as pessoas nos notem. Afinal, existimos. A obsessão de que podemos controlar tudo a nossa volta nos deixa impotentes, pois, na verdade, não podemos controlar nada. Então nos decepcionamos com a vida, com o outro, conosco, com Deus, o único, nessa história, que deve ser preservado em nossa vida. Sem Ele, não vencemos as adversidades. Digo isso com convicção e experiência. Conecte-se com Ele. Faça a experiência de abandonar-se em suas mãos. Não falo de acomodar-se, mas sim de abandonar-se, entregar-se a sua vontade. Quanto à depressão, repito as palavras de Jesus: "levanta-te, pega tua cama e anda". Saia da cama. Faça sua parte.

5.3. Afinal, o que é normal?

Há alguém que realmente seja normal? Etimologicamente falando, normal é o mais comum, o usualmente encontrado em uma cultura. Se a sociedade é cruel, indiferente e injusta, o normal será agir de maneira cruel, indiferente e injusta? Normal também pode ser, estatisticamente falando, estar na média. Dessa forma, como qualificaremos os grandes homens da humanidade? Os descobridores? A Psicologia considera anormal o sujeito que, por determinada condição, não consegue funcionar bem, de forma produtiva em uma sociedade.

5.4. Qual o sentido de sua vida?

A sociedade contemporânea vive em uma busca desenfreada pela sobrevivência, pelo prazer e pela longevidade. Alguns possuem todos os recursos econômicos e intelectuais para atingir tais objetivos, mas ainda assim não são felizes. Enquanto isso, outros que vivem em condições precárias e até em situação de doença física se consideram felizes. Qual a razão de tudo isso? Viktor Frankl, o inventor da logoterapia, afirma em seus livros que a felicidade do ser humano gira em torno do sentido que ele dá a sua vida. Então, se temos um sonho a realizar, temos um sentido para viver. E esse é um remédio para depressão. Cuidar de uma pessoa doente é um excelente motivo para viver, mesmo que isso pareça desgastante. A solidariedade faz bem à saúde. Existem trabalhos científicos mostrando isso. Eu mesma pude experimentar o quanto isso é importante na superação da depressão, ao cuidar de minha mãe com câncer. No auge de uma crise depressiva, tinha um motivo muito forte para me levantar da cama todos os dias, embora nem tivesse vontade. Não podia fraquejar e pensar em morrer, pois alguém precisava de mim. Outro bom remédio para depressão é a leitura. Um livro é um bom companheiro. Alguns afirmam até que a leitura é terapêutica. Também pude experimentar essa teoria, já que de minhas leituras, dessa época, nasceu: "A busca da felicidade pela fé". Seja solidário, busque um sentido para sua vida, leia bons livros. Faça essa experiência.

5.5. Reconcilie-se com Deus e deixe seu espírito emergir para a superfície do lago da misericórdia e do amor divinos

Um dos sintomas da depressão é a culpa. Ela pode ser benéfica quando chama atenção para a necessidade de mudança, mas também pode ser maléfica quando esmaga a essência da pessoa, tirando-a dos trilhos de sua vida. A fé é um verdadeiro remédio para os sentimentos exagerados de culpa. Os cristãos católicos, por meio do sacramento da confissão, podem aliviar sua culpa libertando-se de suas amarras. Reconcilie-se com Deus e deixe seu espírito emergir para a superfície do lago da misericórdia e do amor divinos. Quebre as correntes da tristeza e da depressão com a força restauradora do amor de Cristo.

5.6. Você está preparado para a vida?

Desde o nascimento, o ser humano se depara com inúmeras perdas: o conforto do útero materno, o colo da mamãe quando é maiorzinho, a inocência e a vida despreocupada de criança, o vigor da juventude. Em cada fase da vida, o indivíduo renuncia algo em prol da maturidade e autonomia. Até que chega a velhice com novas perdas, dessa vez com menos autonomia. Agora o ganho é a sabedoria. É valorizar o que realmente tem valor: cada momento vivido, cada abraço amigo, cada beijo em quem se ama. Viver é uma arte e vale a pena, desde que a meta seja a evolução, o foco no horizonte, que é a eternidade. Para quem é espiritualizado e acredita na vida eterna, é possível encarar as perdas sucessivas da vida com mais tranquilidade e aceitação. Muitas vezes, não aceitamos passar por perdas e caímos em depressão. A solução nesses casos é aproveitar o isolamento para uma boa reflexão da própria vida e, se possível, colocar para fora, em uma boa terapia, os medos e as angústias, que aprisionam o espírito. Como eu digo sempre: sair de um quadro depressivo exige esforço, vontade, mesmo quando não se tem. Encare os problemas como desafios a serem vencidos e veja que no final valeu a pena.

5.7. Qual o valor da depressão?

Todos sabem o sofrimento que traz a depressão, mas de seu valor ninguém fala. A depressão nos sinaliza que algo não vai bem em nossa vida. Estamos no lugar certo? Vivendo da maneira certa? Estamos rodeados das pessoas certas? Na vida, passamos por fases de perdas constantes, e o nível de dificuldade é crescente. Meu pai me dizia, quando eu era adolescente, que, à medida que envelhecemos, a vida vai se tornando mais difícil. E de fato ele tinha razão. Temos de nos adaptar às mudanças em nossa vida, para sobrevivermos. Adaptarmo-nos à passagem da infância para a adolescência e desta para a vida adulta. E isso não é fácil. Mais difícil ainda é deixar de ser jovem e envelhecer; perder o vigor e a saúde; ver os filhos deixarem o lar para seguirem sua vida; ver as pessoas que amamos morrerem. Esta é a pior parte da vida. Admiro muito minha mãe porque ela se adaptou a tudo o que foi lhe acontecendo e foi descobrindo coisas novas e novos motivos para viver. E assim devemos fazer: refletir sobre as mudanças necessárias que devemos fazer em nossa vida para superarmos as perdas sofridas, visualizar o horizonte e pensar que o ontem já se foi. Devemos aproveitar o que temos de bom agora e desejar realizar algo bom amanhã. A depressão serve para se dar conta de que não somos eternos, não podemos controlar tudo nem todos, como gostaríamos. Como diz a Palavra de Deus: não podemos controlar nem mesmo a quantidade de fios de cabelo que caem de nossa cabeça. É difícil se deparar com essa verdade, mas é preciso encará-la e aceitá--la. Só assim sairemos da depressão.

5.8. O doce faz de conta da normalidade

Não é fácil para os indivíduos reconhecerem seus erros. É mais fácil colocar a culpa no outro, fugir do problema por inúmeros mecanismos de defesa que todo "bom" neurótico sabe usar tão bem. É assim que uma pessoa que passou por um grande trauma na vida reage, jogando para o subconsciente a cena que não suporta lembrar. Também é comum projetar nos outros nossos próprios defeitos, a fim de aliviar o peso da culpa. Outro comportamento do qual lançamos mão, a fim de escapar da frustração, é regredir a formas primitivas de comportamento ou, simplesmente, negar aquilo que está bem diante de nossos olhos e que não queremos admitir. E assim o ser humano vai tocando sua vida, sobrevivendo a suas decepções e quedas, preferindo atribuir aos outros seus próprios males, usar máscaras para as mais variadas situações, a fim de ser aceito entre seus semelhantes, perpetuando "o doce faz de conta da normalidade".

5.9. Quem vive sedado vive pela metade

A doença emocional perturba a segurança que o ser humano sente em si mesmo. A depressão é a doença emocional que mais causa destruição no "eu" do indivíduo. Esgota as forças, mina a esperança, tira o desejo de viver, de realizar coisas. Sofrer de uma doença assim é terrível. Mas viver sedado, desligado da vida pode ser pior. Os medicamentos são fundamentais para tirar as pessoas de uma crise, de um quadro grave. Mas não são suficientes para tratar a raiz do problema. Pergunte a você mesmo o que aconteceu para que aparecesse essa doença em sua vida. Procure se conhecer melhor. A terapia é uma das formas de tratar realmente o problema que gerou sua doença. Não existe pílula mágica para sair da depressão, e o caminho para a cura exige esforço. Inicie hoje essa caminhada. Dê o primeiro passo em direção à cura.

5.10. Depressão não é frescura

Depressão não é frescura, como afirmam alguns. Não é personalidade fraca tampouco ausência de Deus. Depressão é coisa séria e vem se alastrando na sociedade contemporânea. É cercada de preconceito e estigma, semelhante ao que aconteceu com a lepra na época de Cristo. Lepra passou a se chamar Hanseníase, a fim de tirar o peso que essa nomenclatura dava a seus portadores. E o que faremos com a depressão? Na sociedade atual parece mais fácil admitir que se tem câncer, do que estar deprimido. Problemas complexos exigem soluções complexas. Assim tem de ser vista a síndrome depressiva: um problema complexo. Seu tratamento requer esforço do doente, da família, do médico. É uma combinação de medicamentos e mudanças de hábitos de vida. Requer tempo e paciência. Mas o melhor é que pode ter êxito. Não desista, persista. Viver vale muito a pena.

Considerações finais

A depressão apresenta disfarces que dificultam, algumas vezes, seu diagnóstico. Pode estar mascarada pela agressividade, pela violência, principalmente no sexo masculino; pelo abuso do álcool e de outras drogas, na tentativa de anestesiar a dor existencial. Também há os que fogem da tristeza se dedicando exaustivamente ao trabalho. Os adolescentes e jovens costumam se isolar, evitando o convívio social. As pessoas convivem anos com seres depressivos e, às vezes, não identificam o problema, sobretudo no mundo atual, de autossuficiência e individualismo.

Em uma sociedade, em que as pessoas nem atendem mais o telefone, pois se comunicam pelo WhatsApp e, muitas vezes, nem se dão ao trabalho de responder às mensagens, não é difícil entender por que isso ocorre. Não nos cumprimentamos no elevador, não visitamos nossos parentes, não escutamos nossos filhos. Então não é estranho que as crianças estejam adoecendo mentalmente cada vez mais cedo. Também há os pais que tentam compensar sua ausência com presentes e com uma superproteção compensatória. Mas esse comportamento acaba gerando pessoas inseguras e frágeis emocionalmente, que nada resolvem em sua vida e que tudo acham difícil, alimentando o ciclo vicioso do sentimento de incapacidade e baixa valia, tão comuns na depressão.

Um aspecto a ser dito aqui, quando falamos em superar a depressão, é que nenhum progresso eficaz será obtido se a vida não for encarada nos padrões da realidade, se não abrirmos mão da fantasia de que as pessoas não irão nos decepcionar, de que nosso companheiro ou nossa companheira não irá nos frustrar e de que trabalharemos no emprego dos sonhos. A vida para ser bem vivida deve atingir a maturidade nas relações interpessoais. Precisamos ter consciência de que erramos porque não somos perfeitos, mas merecemos ser perdoados, pois todo mundo erra. Também devemos abrir o coração para perdoar ao outro, que é imperfeito, mas merece nossa compaixão; assim como Deus tem compaixão de nós.

A vida não é um conto de fadas com final feliz, mas pode ser uma bela aventura, com perdas e ganhos, pois, a cada passo, temos de escolher um caminho, renunciarmos a outro; e nem sempre tomaremos a direção certa. Também temos de encarar nossa existência como finita, irremediavelmente finita; por isso mesmo é preciosa e não nos dá direito à prorrogação nem à revisão das jogadas.

Outra atitude de maturidade para superar a depressão é diminuir as expectativas em relação aos outros e a nós mesmos. Há momentos de fracasso, mas nem, por isso, somos fracassados. Vamos precisar desistir de alguns sonhos, pois alguns deles são irrealizáveis. Somente assim poderemos desfrutar do que temos e ser felizes com o que somos. A vida do outro parece fácil, mas não é. Certamente esse outro tem ou terá dissabores, decepções, doenças, perdas e toda sorte de problemas que um ser humano tem. Então, fiquemos com nossos problemas mesmo. Desgarremo-nos do passado bom e saudoso, ou ruim e traumatizante. Vivamos o hoje, pois o futuro a Deus pertence e não podemos controlar os acontecimentos.

Há uma luz no fim do túnel: buscar dentro de nosso íntimo a vocação que Deus nos deu. Todos temos um propósito na vida, e quem deseja alguma coisa não se suicida. Nós, seres humanos, somos essencialmente desejantes. Para nos mantermos vivos, temos de sonhar com alguma coisa, perseguir uma meta, querer realizar algo.

Com o que você sonha na vida? O que faz brilhar seu olhar? Descubra e enxergará a luz que o guiará para fora das trevas. Tenha uma feliz jornada e viva a vida!

Referências bibliográficas

ADJIBADE, M. The Inflammatory Potential of the Diet Is Associated with Depressive Symptoms in Different Subgroups of the General Population. *JournalofNutrition*. v. 147, n. 5, 2017, p. 879-887.

ARAÚJO, A. de. *O segredo para vencer a depressão:* assuma o controle de sua vida e realize-se. 2. ed. São Paulo: Universo dos livros, 2010, p. 96.

BARÓN B., OLGA, P. Adolescencia y suicídio. *Psicología desde el Caribe.* Universidaddel Norte Barranquilla, Colombia, n. 6, ago-dic., 2000, p. 48-69.

BASTOS, D.H.M.; ROGERO, M. M.; G. ARÊAS, J. A.G. Mecanismos de ação de compostos bioativos dos alimentos no contexto de processos inflamatórios relacionados à obesidade. *ArqBrasEndocrinolMetab*. v. 53, n.5, 2009.

CANOVA, F. Cansaço e depressão. Tradução de Antônio Maia da Rocha. São Paulo: Edições São Paulo, 1993.

CARRENHO, E. *Depressão*: tem luz no fim do túnel. São Paulo: Editora Vida, 2007, p. 224.

CHAVE-JONES, M. *Como enfrentar a depressão*: formas de ajuda e convivência. O milagre pode acontecer. Tradução de Attílio Brunetta. 3. ed. Petrópolis: Vozes, 1996, p. 72. (Coleção Vida Nova).

DALGALARRONDO, P. *Psicopatologia e semiologia dos transtornos mentais*. 2. ed. Porto alegre: Artmed, 2008, p. 438.

DALGALARRONDO, P. Estudos sobre religião e saúde mental realizados no Brasil: histórico e perspectivas atuais. *Revista de Psiquiatria Clínica*, v. 34, p. 25-33, 2007. Suplemento 1.

DRANE, J. F. *Alívio para o sofrimento e a depressão*: papel da compreensão e da fé. São Paulo: Paulus, 2015, p. 264.

FOSTER, J. A.; MCVEY K. A. N. Gut–brain axis: how the microbiome influences anxiety and depression. *Trends in-Neurosciences,* v. 36, n. 5, 2013.

GARCIA-TORO, M. et al. Four hygienic-dietary recommendations as add-on treatment in depression: A randomized-controlled trial *Journal of Affective Disorders*. v. 140, n. 2, Oct. 2012, p. 200-203. Disponível em: <https://doi.org/10.1016/j.jad.2012.03.031>. Acesso em 25 de julho de 2019.

GONÇALES, C. A. V.; MACHAD, A. L. Depressão, o mal do século: de que século? *Revista de Enfermagem* UERJ, Rio de Janeiro, 2007 abr/jun; v. 15, n. 2, p. 298-304.

GONÇALVES, A. M.; FREITAS, P. P. de; SEQUEIRA., C. A. da C. Comportamentos suicidários em estudantes do ensino superior: factores de risco e de protecção. *Millenium*, v. 40, p. 149-159.

GRÜN, A. *Fontes da força interior:* evitar o esgotamento, aproveitar as energias positivas. Tradução de Lorena Kim Richter. Petrópolis: Vozes, 2007.

GRÜN, A. *Sonhos de vida:*guia para a felicidade. Tradução de Vilmar Schneider. 112p. Petrópolis: Vozes, 2011.

GRÜN, A. *A cura espiritual da depressão*: impulsos espirituais. Tradução de Gabriela Freudenreich. 4. ed. Petrópolis: Vozes, 2014a, p. 184.

Grün, A. *Morte*: a experiência da vida em plenitude. Tradução de Markus A. Hediger. Petrópolis: Vozes, 2014b.

Grün, A. *O que vem após a morte?* A arte de viver e de morrer. Tradução de Bianca Wandt. 4 ed. Petrópolis: Vozes, 2014c, p. 118.

Manzotti, R. *Feridas da alma:* a luz e a sabedoria de Deus para a superação de nossas dores e limites. Rio de Janeiro: Petra, 2015, p. 234.

McKean, J. Probiotics and Subclinical Psychological Symptoms in Healthy Participants: A Systematic Review and Meta-Analysis. *The journal of alternative and complementary medicine*. v. 23, n. 4, 2017, p. 249–258.

Mello, M. T. de. O exercício físico e os aspectos psicobiológicos. *RevBrasMed Esporte*. v. 11, n. 3, Mai/Jun, 2005, p. 203-207.

Mendonça, A. P. F. M. Resveratrol exerce efeito neuroprotetor em animais parkinsonianos via inibição da inflamação e aumento da proteína transportadora de dopamina (DAT). 2017. 148 f.: il. Color. Tese (Doutorado em Ciências Médicas) - Universidade Federal do Ceará, Fortaleza, 2017.

Moreira-Almeida, A.; Lotufo Neto, F.; Koenig, H. G. *Religiosidade e saúde mental*: uma revisão. Revista Brasileira de Psiquiatria, São Paulo, v. 28, n. 3, p. 242-250, set. 2006.

Pereira, V. N. de A. *A busca da felicidade pela fé*. Aparecida: Editora Santuário, 2018, p. 160.

Pereira, V. N. de A. *Medicina e espiritualidade*: a importância da fé na cura de doenças. Aparecida: Editora Santuário, 2015, p. 192.

Pereira, V. N. de A. *Saúde e Oração*: a busca da cura e do autoconhecimento pela fé. 1. ed. Aparecida: Editora Santuário, 2017, p. 192.

Prado, A. K. M. Os efeitos do consumo do vinho na saúde humana. *Revista Científica UNILAGO.* p. 109-128.

Ramos et al. Desenvolvimento e análise sensorial de bala de banana com açúcar mascavo e semente de linhaça com diferentes tratamentos. *Connection line (Revista Eletrônica do UNIVAG),* n. 9, v. 2, 2013. Disponível em:<http://periodicos.univag.com.br/index.php/CONNECTIONLINE/article/view/73>. Acesso em 24 de jul. de 2019.

Sampaio, D. et al. Representações sociais do suicídio em estudantes do ensino secundário. *Análise Psicológica*. n. 2, v. 18, 2000, p. 139-155.

Sarah, R.; Diat, N. *A força do silêncio:* contra a ditadura do ruído. Tradução de Omayr José de Moraes Júnior. 1. ed. São Paulo: Edições FonsSapientiae, 2017, p. 296.

Silva, A. B. B. *Mentes depressivas*: as três dimensões da doença do século. São Paulo: *Principium*, 2016, p. 288.

Silva, M. dos S.; ZANELO, V. M. Religiosidade e loucura: a influência da religião na forma como o "doente mental" enfrenta a doença. *Psicologia IESB*, v. 2, n. 1, p. 37-47, 2010.

Solomon, A. *O demônio do meio-dia:* uma anatomia da depressão. Tradução de Myriam Campello. Rio de Janeiro: Objetiva, 2010, p. 816.

Vieira, L. J. E. de S. et al. "Amor não correspondido": discursos de adolescente que tentaram suicídio. *Ciência e Saúde Coletiva*, n. 14, v. 5, p. 1825-1835, 2009.

Viorst, J. *Perdas necessárias.* Tradução de Aulyde Soares Rodrigues. 4. ed. São Paulo: Melhoramentos, 2005, p. 336. (Comportamentos).

WIKIPEDIA.https://pt.wikipedia.org/wiki/Transtorno_somatoforme#Transtorno_doloroso_somatoforme_persistente.

Este livro foi composto com as famílias tipográficas AC Big Serif, Cantoria e Swis721
e impresso em papel Offset 75g/m² pela **Gráfica Santuário.**